Manual Mammasonographie

Manual Mammasonographie

Friedrich Degenhardt

Unter Mitarbeit von
Jens-Peter Frenz und Anja Harms

125 Abbildungen
26 Tabellen

2000
Georg Thieme Verlag
Stuttgart · New York

Prof. Dr. med. Friedrich Degenhardt
Zentrum Frauenheilkunde der MHH
im Krankenhaus Oststadt
Podbielskistraße 380
30659 Hannover

Jens-Peter Frenz
Anja Harms
Zentrum Frauenheilkunde der MHH
im Krankenhaus Oststadt
Podbielskistraße 380
30659 Hannover

Die Deutsche Bibliothek – CIP-Einheitsaufnahme

Degenhardt, Friedrich:
Manual Mammasonographie :
26 Tabellen / Friedrich Degenhardt.
Unter Mitarb. von Jens-Peter Frenz ;
Anja Harms. – Stuttgart ; New York :
Thieme, 2000

Wichtiger Hinweis: Wie jede Wissenschaft ist die Medizin ständigen Entwicklungen unterworfen. Forschung und klinische Erfahrung erweitern unsere Erkenntnisse, insbesondere was Behandlung und medikamentöse Therapie anbelangt. Soweit in diesem Werk eine Dosierung oder eine Applikation erwähnt wird, darf der Leser zwar darauf vertrauen, dass Autoren, Herausgeber und Verlag große Sorgfalt darauf verwandt haben, dass diese Angabe dem **Wissensstand bei Fertigstellung des Werkes** entspricht.

Für Angaben über Dosierungsanweisungen und Applikationsformen kann vom Verlag jedoch keine Gewähr übernommen werden. **Jeder Benutzer ist angehalten,** durch sorgfältige Prüfung der Beipackzettel der verwendeten Präparate und gegebenenfalls nach Konsultation eines Spezialisten festzustellen, ob die dort gegebene Empfehlung für Dosierungen oder die Beachtung von Kontraindikationen gegenüber der Angabe in diesem Buch abweicht. Eine solche Prüfung ist besonders wichtig bei selten verwendeten Präparaten oder solchen, die neu auf den Markt gebracht worden sind. **Jede Dosierung oder Applikation erfolgt auf eigene Gefahr des Benutzers.** Autoren und Verlag appellieren an jeden Benutzer, ihm etwa auffallende Ungenauigkeiten dem Verlag mitzuteilen.

Printed in Germany

Umschlaggrafik: Stefan Killinger, Kornwestheim
Grafiken: Ziegler + Müller, Kirchentellinsfurt
Satz: Ziegler + Müller, Kirchentellinsfurt
System: 3B2 (6.05)
Druck: Grammlich, Pliezhausen
Buchbinder: Held, Rottenburg

ISBN 3-13-105411-5

3 4 5 6

Vorwort

Der Stellenwert der Untersuchungstechniken zur Kontrolle von Brustläsionen hat in den letzen 2 Dezenien zugenommen. Neben der Mammographie ist die Mammasonographie zu einem wichtigen Instrumentarium zur Beurteilung von Veränderungen in der Brust geworden. Nicht zuletzt ist ein Grund dafür, dass sie eine nicht-invasive Technik ohne Strahlenbelastung und geringeren Schmerzsensationen ist. Sie kann ohne große Vorbereitung eingesetzt werden und erbringt in der Hand des erfahrenen Untersuchers Resultate mit einem hohen Sicherheitsgrad. Die neuen Scannertypen haben auf dem Gebiet der Brustdiagnostik hochwertige Studienergebnisse ermöglicht. Insbesondere hochfrequente Schallköpfe mit 10 und mehr MHz erlauben eine umfassendere Beurteilung von Läsionen im Brustdrüsengewebe und der Axilla.

Das Buch ist didaktisch so konzipiert, dass am Anfang eine Übersicht über Möglichkeiten zur Beurteilung von Tumoren in der Brust steht. Dieser folgen Bemerkungen bezüglich der Mammasonographie und deren Einsatz. Daran schließen sich sonomorphologische Kriterien von Mammaveränderungen sowohl in der B-Bilddiagnostik als auch in der Farb- und Dopplersonographie an. Weiterhin wird auf die Beurteilung von Lymphknoten sowie sonographisch gesteuerte Abklärungstechniken von Mammabefunden eingegangen. Der Hauptteil des Buches ist der sonographischen Beurteilung benigner und maligner Tumoren in der Brust sowie von Lymphknoten vorbehalten. Weitere Kapitel sind der Kontrolle von Veränderungen der männlichen Brust, Nachsorgemöglichkeiten sowie neuen Techniken gewidmet. Häufig bei der Sonographie auftretende Probleme und deren Behebung bilden den Schluß des Buches.

Das Buch soll den Anwender dabei unterstützen, sich in seiner Fähigkeit der Erkennung, Beurteilung und Interpretation von Mammaläsionen zu perfektionieren. Es soll ermuntern, sich intensiv mit der Mammasonographie auseinanderzusetzen, um sich dieser Möglichkeit insbesondere zum Nutzen der Patienten besser bedienen zu können. Der Benutzer soll das Handbuch als Hilfsinstrument und eventuell Basis zum optimalen Einsatz der Mammasonographie verstehen.

Hannover, im Winter 1999 F. Degenhardt

Inhaltsverzeichnis

1 Einleitung

Die Sonographie ist eine technische Möglichkeit zur Beurteilung von Veränderungen im Körper des Menschen die aus der Medizin nicht mehr wegzudenken ist. Erstmals wurden Untersuchungen mit dieser Technik von *Ian Donald* 1958 vorgestellt. Danach fand diese Methode stetigen Einsatz und zunehmendes Interesse in allen Fachbereichen der Medizin. Ab den 80-er Jahren fand die sonographische Beurteilung von Brustdrüsengewebe verstärkt Anwendung.

Die Technik der Mammasonographie hat sich langsam entwickelt und stellt heute einen unverzichtbaren Bestandteil der Mammadiagnostik dar. Sie kann ohne großen technischen Aufwand von fast jedem im Ultraschall erfahrenen Untersucher angewendet werden und erbringt einen mit der Mammographie vergleichbaren Ergebniswert. Beide Verfahren sollten nicht als konkurrierende Verfahren angesehen werden, sondern erbringen als additive Möglichkeiten einen hohen Sicherheitsgrad bei der Beurteilung von Veränderungen in der Brust sowie der Axilla. Die Mammasonographie vermag es ebenso wenig wie die Mammographie histologische Befunde zu liefern oder zu ersetzen. Beide Methoden können nur helfen, die Zuordnung einer Läsion in benigne oder maligne zu erleichtern und haben hierzu einen hohen Korrelationskoeffizienten. Allerdings wird dieser nicht unwesentlich von der verwendeten Gerätequalität und der Erfahrung des Anwenders mit bedingt. So kann ein Gerät der Mittelklasse in der Hand des erfahrenen Untersuchers die gleichen oder gar bessere Resultate erbringen als dies ein High-Endgerät in der Hand des weniger Erfahrenen vermag.

Bevor eine mammasonographische oder mammographische Kontrolle der Brust angeordnet wird, sollte stets die Palpation der Brust sowie der axillären Region erfolgen. Nur unter Anwendung dieser wichtigen Untersuchungsmöglichkeiten kann es gelingen, eine suffiziente Diagnostik zu betreiben. Als weitere anerkannte Säule kommt die Aspirationszytologie hinzu. Durch den Einsatz dieser Möglichkeiten ist es gelungen, die Mortalität in der Gruppe der postmenopausalen Frauen um bis zu 30% zu senken. Dem entgegen stehen Zahlen aus den Industrieländern der letzten 20 Jahre, die einen Anstieg der Rate von Mammakarzinomen bei jüngeren Frauen erbringen. In der Altersgruppe der fertilen Frauen kann die Mammographie, insbesondere wegen des dichten Brustdrüsengewebes, aber nicht uneingeschränkt angewendet werden. Oft ist die Aussagekraft und damit die Sicherheit begrenzt.

Mit der Weiterentwicklung der Ultraschalltechnik, Einführung der Grauwertstufen und Verbesserung der Bildauflösung in den 80-er Jahren gelang es in zunehmendem Maße, die Voraussetzungen zur Beurteilung von Mammagewebe zu schaffen. Es ist möglich geworden, Brusttumoren mit kleinen Querschnitten und somit frühzeitig zu erkennen. Die Mammasonographie war im Real-time-Verfahren in der Lage, ähnlich der Tomographietechnik, eine Diagnostik von Mammaläsionen unterschiedlicher Dignität zu ermöglichen. Hinzu kommt, dass sie nicht wie die Mammographie eine Strahlenbelastung der Frauen nach sich zieht und somit uneingeschränkt einsetzbar ist. Hierdurch bedingt wurde die Mammasonographie in den letzten 10 Jahren zu einer etablierten Methode zur Beurteilung von Brustdrüsengewebe.

Die weibliche Brustdrüse ist ein komplexes Organ, das sich aus Haut, Drüsengewebe mit Milchgängen, Drüsen sowie Bindegewebe und Fettgewebe zusammensetzt. Zu bedenken ist, dass das Verhältnis der einzelnen Strukturen im Laufe des Lebens großen Schwankungen unterworfen ist. Mit Einsatz der Pubertät kommt es zur Proliferation des Drüsengewebes, zum Wachstum der Milchgänge und zur verstärkten Hydratation des Stromas. Die Brust der geschlechtsreifen Frau enthält 15 – 20 Milchgänge, die zentrisch verlaufen und sich im Nippel zu Drüseneinheiten zusammenfinden.

Die verschiedenen Zyklusphasen können bei primär gleichem Brustdrüsengewebe unterschiedliche Darstellungen im Ultraschallbild erbringen. Insbesondere in der zweiten Zyklushälfte, der Progesteronphase, kommt es im Drüsengewebe zu Veränderungen und somit Schwankungen in der Darstellbarkeit. Die physiologische verstärkte Hydratation lässt das Gewebe anschwellen und führt gleichzeitig zur Erweiterung der Drüsengänge. Zum Zeitpunkt der Menstruation stellt sich eine Art Ruhephase des Brustdrüsengewebes ein, was sich auch in der sonographischen Darstellbarkeit niederschlägt.

Zu umfassenden Veränderungen an der Brustdrüse kommt es im Verlauf von Schwangerschaft und Stillperiode. Das Volumen der Brust nimmt zu und die Milchgänge erweitern sich. Schon vor der Stillphase kann es zu physiologischem Flüssigkeitsaustritt aus den Milchgängen kommen.

Jenseits des 30. Lebensjahres tritt eine physiologische Verminderung von Gestagen auf, die zu physiologischen Veränderungen des Brustdrüsengewebes beiträgt. Es kommt zur zunehmenden Involution des Drüsengewebes und zum teilweisen Ersatz durch Bindegewebe und Fettgewebe. Sowohl sonographisch als auch mammographisch lässt sich dies erfassen. Das Brustgewebe ist nicht mehr so echodicht wie vorher, sondern wird transparenter. Es verliert die sonst typische lobuläre Architektur. Die kontralaterale Brust der Frau kann sonographisch eine differente Darstellbarkeit aufweisen, was belegen mag, dass das Brustdrüsengewebe durchaus im Ultraschall als dynamisches Gebilde imponieren kann.

Hormonale Stimuli, wie sie heute auch vielfach im postmenopausalen Lebensabschnitt eingesetzt werden, können im physiologischen Zyklus und in unterschiedlichen Lebensaltern zu sonographisch erfassbaren Veränderungen der Brust führen. Diese Veränderungen können sich durch Schmerzsensationen oder einen Tastbefund wie bei Tumoren bemerkbar machen. Eine ängstliche Patientin kann dies zum Anlass nehmen häufig eine Kontrolle der Brust vornehmen zu lassen. Da diesen Frauen nicht immer die alleinige Tastuntersuchung ausreicht, das Risiko für eine kurzfristige regelmäßige Mammographie aufgrund der Strahlenbelastung zu hoch ist, bietet sich die Mammasonographie als Routinemöglichkeit an, diesem Problem zu begegnen. Insbesondere Frauen die primär eine Mammographie ablehnen, kann die Sonographie angeboten werden. Dadurch kann man zur Beruhigung beitragen und gleichzeitig helfen den Sicherheitsgrad der Erkennung von Mammatumoren in Kombination mit der Palpation zu erhöhen.

2 Theoretische Grundlagen

Die Möglichkeit der Ultraschalldiagnostik besteht darin, dass sich Schallwellen in dem vom menschlichen Auge nicht zu durchdringenden Gewebe weitgehend ungehindert ausbreiten können. Die daraus resultierende Darstellung von Gewebestrukturen kommt in der Medizin in verschiedenen Fachgebieten zum Einsatz. Die benutzten Schallfrequenzen liegen höher als die mit dem menschlichen Hörvermögen registrierbaren. Es wird davon ausgegangen, dass der Untersucher der Mammasonographie betreiben will, Grundkenntnis in der Ultraschalltechnik besitzt. Daher sollen keine physikalischen Grundkenntnisse, die für die Mammasonographie relevant sind, wiederholt werden, sondern nur wichtige Basisbegriffe.

2.1 Physikalische Voraussetzungen

Als Ultraschall werden alle Schallwellen mit einer Schwingung oberhalb von 16 kHz bezeichnet. Im gynäkologischen und geburtshilflichen Bereich werden Frequenzen zwischen 3,5 und 10 MHz eingesetzt. Für die Mammasonographie kommen Scanner mit einer Frequenz von 5 – 13 MHz zur Anwendung. Die optimale Schallfrequenz richtet sich weitgehend nach dem, was beurteilt werden soll. Muss die Eindringtiefe groß sein, ist es ratsam, einen Schallkopf mit geringer Frequenz und umgekehrt zu bevorzugen.

Die Ultraschalldiagnostik beruht auf dem Prinzip, dass im Gewebe Impulse mit einer festgelegten Frequenz abgegeben werden. Die vom Gewebe reflektorisch zurückgeworfenen Impulse werden von einem Schallempfänger wieder aufgenommen, bearbeitet und von einem Bildumwandler in sichtbare Bildpunkte umgewandelt. Diese Technik funktioniert, weil Gewebe differente Dichtewerte besitzt und dadurch der Schallimpuls dieses unterschiedlich durchdringt, abgewiesen oder reflektiert wird.

Der auf eine Gewebsschicht auftreffende Schallimpuls kann grundsätzlich eine Reflexion, Dämpfung oder Absorption erfahren. Diese Grundlagen bestehen auf der unterschiedlichen Leitfähigkeit des Gewebes. An den Trennflächen verschieden dichter Medien entsteht daher eine differente akustische Impedanz. Diese ist physikalisch definiert als das Verhältnis zwischen Schalldruck und der dadurch resultierenden Molekülbewegung. Was besagt, dass ein Schallstrahl, der auf ein Medium mit hoher Dichte und geringer Gewebekompressibilität auftrifft, in größerer Zahl Moleküle der Struktur zum Schwingen bringt als dies bei einem Medium mit geringer Dichte der Fall ist. Somit entsteht durch unterschiedliche Dichten und Kompressibilität ein Impedanzsprung. Dieser bedeutet, dass bei Übertritt von Schallwellen in ein Gewebe, das zum vorangehenden eine differente Dichte hat, eine Grenzfläche entsteht. Dies wird dadurch belegt, dass gasförmige Medien zu einer Totalreflexion der Schallwellen, flüssigkeitsgefüllte hingegen zu einer Schallverstärkung führen. Dichte Strukturen führen nur zu einer unterschiedlich starken Schallauslöschung dorsal der vom Schall getroffenen Struktur. Beim Übergang von einem in ein weiteres Gewebe werden nicht alle Schallwellen reflektiert, sondern nur ca. 90% transmittiert. Befindet sich Luft zwischen zwei Gewebsschichten so erfolgt wie bei Gas kaum eine Weiterleitung der Schallwellen was beim Übergang von Gewebe auf Knochen in etwa 50% der Fall ist. Der Rest der Schallwellen wird durch Dämpfung so verändert, dass kaum eine verwertbare Information abgeleitet werden kann. Schallveränderungen entstehen aber nicht nur an den Grenzen zwischen unterschiedlich dichten Medien, sondern auch innerhalb der zu begutachtenden Strukturen. Dies führt dazu, dass nicht nur Formen, sondern auch Gewebestrukturen sichtbar gemacht werden können, was es ermöglicht, das Gewebe in seiner Gesamtheit zu beurteilen.

Durch Streuung und Absorption an Grenzstrukturen kommt es zwangsläufig zu einer Dämpfung der Schallwellen. Diese ist von der ausgesendeten Schallfrequenz abhängig. Bei einer hohen Schallfrequenz ist die Eindringtiefe im Gewebe geringer als dies bei einer niedrigeren Frequenz der Fall ist. So gehen etwa 50% der Schallintensität bei einem 7,5-MHz-Schallkopf bereits nach einer Eindringtiefe von 1 cm verloren, was bei einem 3,5-MHz-Scanner erst nach 3 cm eintritt. Elektronisch kann dies von den Geräten ausgeglichen werden. Man spricht dabei von Tiefenausgleich. Mit zunehmender Schalldämpfung muss der Tiefenausgleich verändert werden, was wiederum das räumliche Auflösungsvermögen beeinflussen kann. Daher muss stets ein Kompromiss zwischen optimaler Schallfrequenz, Eindringtiefe und Auflösungsvermögen eingegangen werden.

Als Auflösungsvermögen ist der Mindestabstand zwischen 2 Punkten definiert, der vom Schallkopf noch getrennt nachweisbar ist. Axiale und laterale Auflösung müssen getrennt beurteilt werden. Die axiale

Tab. 2.**1** Auflösungsvermögen in Bezug zur Ultraschallfrequenz

US-Frequenz MHz	Auflösung mm
3,5	0,440
5,0	0,308
7,5	0,205
10,0	0,154
13,0	0,118

Auflösung ist gekoppelt an die Schallfrequenz und nimmt mit höheren Frequenzen zu. Bei den neueren Gerätegenerationen beträgt sie weniger als 1 mm. Das laterale Auflösungsvermögen ist im Fokusbereich am besten. Es verhält sich umgekehrt proportional zum Querschnitt des Schallbündels (Tab. 2.**1**).

Die Beugung von Wellen an Grenzstrukturen ist ein bekanntes Phänomen und für den Ultraschall von Relevanz. Verläuft der Schall entlang von Medien unterschiedlicher Dichte, so kann ein großer Impedanzsprung entstehen. Schallenergie kann abgelenkt werden und zu Nebenschallfeldern führen. Da man davon ausgeht, dass Ultraschallwellen stets geradlinig verlaufen, kann dieses Phänomen zu geringen räumlichen Verzerrungen führen. Diese werden von den neueren Geräten aber weitgehend ausgeglichen.

2.2 Technische Voraussetzungen

Die Technik der Erfassung und optischen Darstellung von Ultraschallwellen wird seit langem verwendet. Die Grundlage hierfür sind aus der Tierwelt, von den Fledermäusen, bekannt. Diese senden Ultraschallwellen hoher Frequenz aus und aus der reflektierten und zurückgeschickten Schallveränderung sowie der zeitlichen Verschiebung können sie auf den vor ihnen liegenden Bereich schließen. Diese Möglichkeit und ihr Einsatz in der Ultraschalltechnik unter Anwendung des piezoelektrischen Effektes wurde erstmals 1880 vom Ehepaar *Curie* erwähnt. Sie beschrieben, dass es möglich ist, kristalline Gebilde in die Lage zu versetzen, künstlich erzeugten Druck in elektrische Spannung umzusetzen. Gleichfalls gelang der Umkehreffekt, indem elektrische Spannung in Druck verwandelt zur registrierbaren Kristallverformung führte. Nachfolgend gelang es durch Anlegen vorbestimmter elektrischer Wechselspannung Kristalle zu verformen.

Ein ausgeschickter Schall ist in der Lage, in Gewebe einzudringen. Der an den Grenzflächen reflektierte Schall wird dann von dem in der

Zwischenzeit vom Sender zum Empfänger gewordenen Wandler registriert. Der zurückgeworfene und auf das Kristall auftreffende Schall ist durch Sog- und Kompressionsmechanismen in der Lage dieses so zu verformen, dass wiederum eine elektrische Spannung abgenommen werden kann. Um diesen Effekt voll ausnutzen zu können, wird die verwendete Schallfrequenz relativ schmalbandig gehalten, damit die Kristalle in ihrer Resonanzfrequenz optimal schwingen können. Dieser Bereich muss effizient gewählt werden, was bedeutet, dass Material und Dicke des Kristalls zu berücksichtigen sind. Die genannten Grundlagen sind ausschlaggebend für die Eigenschaften eines Ultraschallscanners.

2.3 Gerätetechnik

Die heutige Technik der Ultraschallgeräte gestattet den Einsatz unterschiedlicher Scannertypen, die sowohl eine Schnittbild- als auch dreidimensionale Bilddarstellung ermöglichen. Die am häufigsten eingesetzte Ultraschallmethode ist das **B-Bildverfahren** bei dem der darzustellende Befund zweidimensional zur Abbildung kommt. Weitere Techniken sind die **3D-Technik** sowie die **Farb-** und **Dopplersonographie.** Zur Anwendung dieser Techniken können fast stets die gleichen Scannertypen eingesetzt werden.

Zur Mammasonographie werden in Deutschland Schallköpfe mit einer Frequenz von 7,5 MHz und mehr benutzt. In Zentren für Ultraschalldiagnostik kommen zur besseren Beurteilung von Läsionen Scanner mit einer Frequenz zwischen 7,5 und 15 MHz zum Einsatz. Die Anwendung hoher Schallfrequenzen bedarf einer speziellen Erfahrung in der Mammasonographie, da bei hoher Ultraschallfrequenz zwar eine verbesserte Detailauflösung des Gewebes möglich ist aber gleichzeitig das umgebende Gewebe inhomogener erscheinen kann und somit pathologische Veränderungen nicht einfach von normalem Brustgewebe abgrenzbar sein können.

Die Mindestanforderung an ein Ultraschallgerät mit dem unter Einsatz verschiedener Scanner gleichzeitig die in Gynäkologie und Geburtshilfe üblichen Untersuchungen sowie Mammasonographie durchgeführt werden können, sind in den Qualitätsvoraussetzungen gemäß § 135 Abs. 2 SGBV zur Durchführung von Untersuchungen in der Ultraschalldiagnostik (Ultraschallvereinbarung vom 10. 2. 1993) dokumentiert.

- Nachweis der Gerätesicherheit nach ICE-Norm 1157
- Linearscanner oder Curved-array mit integrierter Vorlaufstrecke
- Die Schallfrequenz darf 5 MHz nicht unterschreiten
- Die Untersuchung erfolgt im B-Mode

- Die Bildfeldbreite muss 5 cm in 1,5 cm Bildtiefe betragen (Ausnahmen sind möglich)
- Die Bildrate muss mindestens 15 Bilder/s bei Einfachfokus betragen
- Bei Zoomdarstellung ist eine zeitliche axiale Auflösung der Bildschirmdarstellung von 0,15 mm erlaubt.

Diese von der Kassenärztlichen Vereinigung vorgegebenen Richtlinien führen zwangsläufig zu einer Begrenzung der zur Mammasonographie einsetzbaren Ultraschallgeräte und Schallköpfe. Beim Erwerb eines Ultraschallgerätes muss darauf geachtet werden, dass die Vorgaben eingehalten sind, da sonst der legitimierte Einsatz des Gerätes zur Kontrolle von Mammatumoren nicht erlaubt ist.

Wie für alle Ultraschallscanner so gilt auch für den zur Mammasonographie verwendeten Schallkopf, dass mit zunehmender Schallfrequenz die Eindringtiefe abnimmt. Die maximale laterale Auflösung verändert sich gleichfalls mit der angewendeten Schallfrequenz. Die am häufigsten verwendete Schallfrequenz ist die 7,5 MHz, obwohl höhere Frequenzen durchaus zu einer besseren Abbildung von Mammaläsionen führen können. Es hat sich gezeigt, dass die meisten nicht tastbaren Mammatumoren sensitiver mit einer höheren Frequenz erfasst werden (Abb. 2.**1**). Einen Kompromiss stellen daher die Schallköpfe mit umschaltbarer Frequenz zwischen 7,5 und 10 MHz dar.

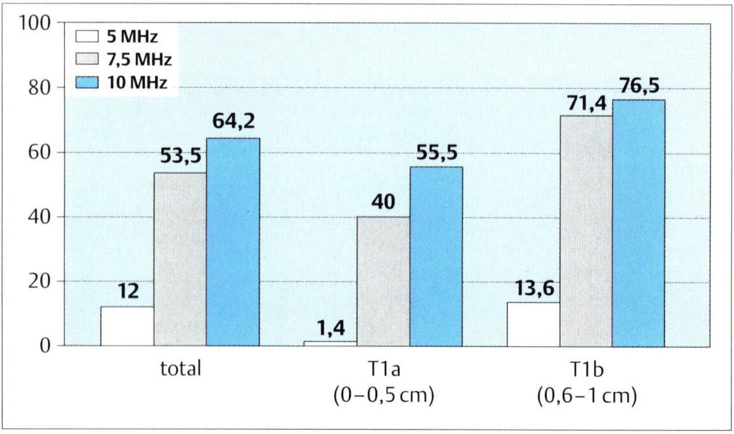

Abb. 2.**1** Sensitivität nicht palpabler Tumoren im Vergleich zur verwendeten Ultraschallfrequenz (n. Catarzi 1992)

Nachfolgend werden Informationen zu Scannertypen die zur Mammasonographie einsetzbar sind angefügt.

2.3.1 Linearscanner

Der Linear- oder Parallelscanner besitzt eine Vielzahl von kleinen Kristallen die in Linie der Schallachse in Gruppen zusammengefasst sind und parallel abstrahlen. Die meisten Scanner besitzen 128 und mehr Kristalle, die sich im Senden und Empfangen ablösen. Durch die relativ hohe Anzahl von Kristallen oder schallgebenden Elementen wird das Auflösungsvermögen über die ganze Bildfläche verbessert. Somit ist ein gleichförmiges Auflösungsvermögen über die gesamte Darstellungstiefe gegeben. Da es heute möglich ist die Fokussierung in verschiedenen Gewebetiefen frei zu wählen, wird die laterale Auflösung im gesamten Bild verbessert. Das Verwenden von mehreren Foki verteilt über das gesamte Bild, insbesondere konzentriert im oberen Bildfeld, erlaubt eine optimale Beurteilung des Gewebes. Der Nahfokus beginnt bei den meisten Scannern schon in einer Tiefe von ca. 5 mm was bedeutet, dass die Beurteilung des Gewebes bereits ab dem Hautniveau erfolgen kann (Abb. 2.**2**). Dadurch entfällt meist die zur Beurteilung von direkt unter der Haut liegenden Tumoren erforderliche Vorlaufstrecke.

Die elektronischen Schallköpfe sind vom Gewicht her leichter als mechanische und daher besser zu händeln. Weiterhin sind sie robuster, vibrieren weniger und sind unempfindlicher als mechanische Scanner.

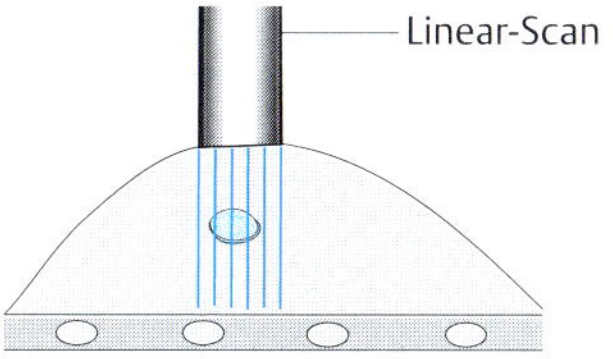

Abb. 2.**2** Schematische Darstellung eines Mammatumors mit einem Linearscanner

2.3.2 Sektorscanner

Sektorschallköpfe kommen heute zur Beurteilung von Brustdrüsengewebe kaum mehr routinemäßig zum Einsatz. Es ist zwar eine gute Beurteilung von Mammaläsionen möglich, aber gerade bei hautnah gelegenen Befunden gelingt die Beurteilung nicht sicher und oft ist eine Vorlaufstrecke erforderlich, die zu Bildveränderungen und zur Verschie-

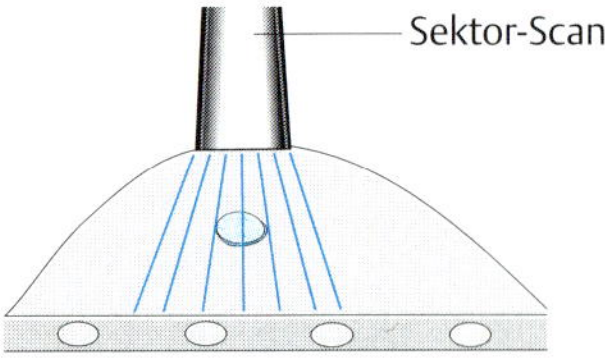

Abb. 2.**3** Schematische Darstellung eines Mammatumors mit einem Sektorscanner

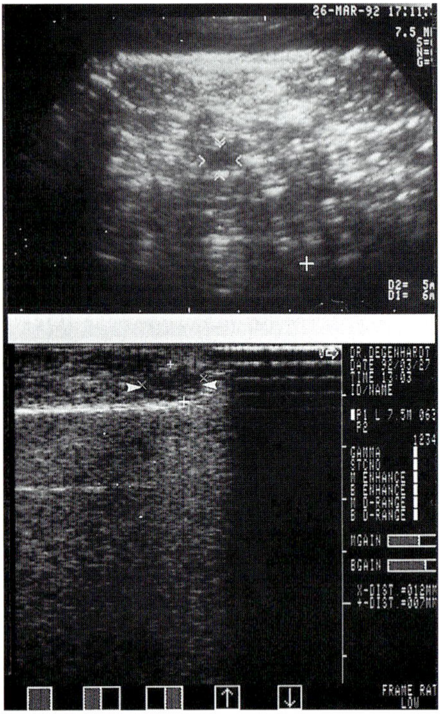

Abb. 2.**4** Kleiner Mammatumor im Linear- und Sektorscanner erfasst

bung der Fokuspunkte führen kann (Abb. 2.**3**). Erforderlich werden kann der Einsatz eines Sektorscanners zur Beurteilung von Tumoren, sobald diese mit ihrer Größe die vorgegebene Bildfeldgröße des Linearscanners überschreiten. Bei solch großen Befunden ist es oft nur möglich die Randbegrenzung unter Einsatz eines Sektorscanners zu erfassen (Abb. 2.**4**).

2.3.3 3D-Scanner

Der zum Erzeugen eines 3D-Bildes erforderliche Schallkopf unterscheidet sich von üblichen Ultraschallköpfen nur in seinem Modem. Bisher war diese Technik nur in Sektorscannern eingebaut, aber die Ultraschallgerätehersteller sind in der Zwischenzeit in der Lage, auch Linearscanner mit dieser Technik auszustatten. Vorteil dieses neuen Ultraschallverfahrens ist, dass Befunde gleichzeitig in 3 Ebenen auf dem Monitor zur Darstellung kommen (Abb. 2.**5**). Zusätzliche Optionen lassen eine schichtweise Betrachtung des Befundes in variablen Schritten zu. Des weiteren ist durch wahlweise Einstellung eines Oberflächen- oder X-ray-Modus eine unterschiedliche Betrachtung des Tumors möglich. War früher zur Erzeugung eines Bildes ein beträchtlicher Zeitaufwand nötig, so gelingt dies heute in wenigen Sekunden.

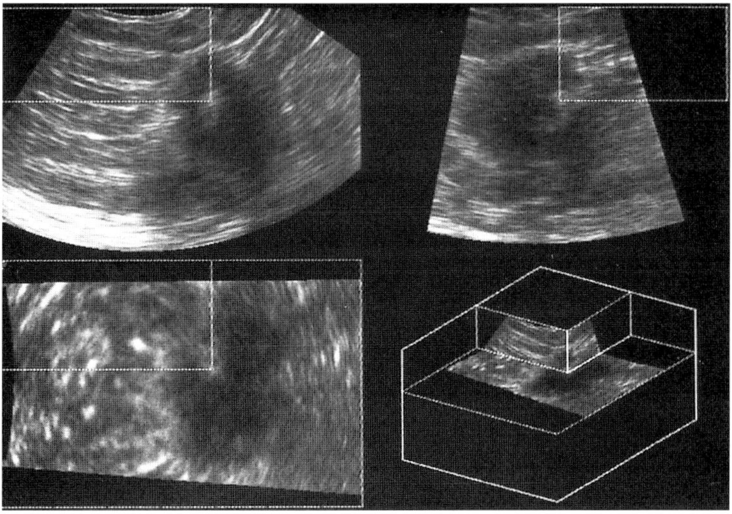

Abb. 2.**5** Darstellung eines Mammatumors mit der 3D-Technik

2.4 Farbsonographie

Die Farbsonographie ist eine wichtige Zusatztechnik zur Beurteilung von Mammatumoren. Der benötigte Scanner ist identisch mit dem zur B-Bildsonographie verwendeten, bedarf aber der Option zur Farbsonographie. Das Ultraschallgerät muss mit der zusätzlichen Technik zur Farbsonographie bestückt sein (Abb. 2.**6**). Der Einsatz dieser Methode im Rahmen der Mammasonographie wird in einem speziellen Kapitel erläutert.

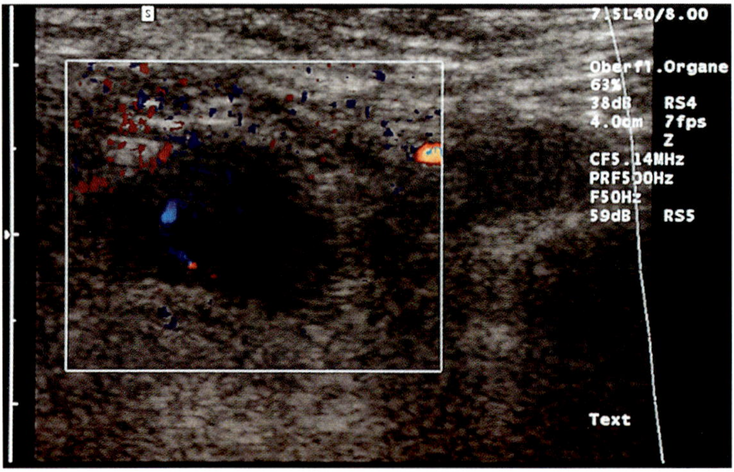

Abb. 2.**6** Mammatumor in der Farbsonographie

2.5 KV-Richtlinien zur Mammasonographie

Nach den Richtlinien der Kassenärztlichen Bundesvereinigung (KBV) vom 10. 3. 1993 mit Zusatz von 1996 können Ärzte mit einer Facharztausbildung auf dem Fachgebiet Chirurgie, Frauenheilkunde und Geburtshilfe oder Radiologische Diagnostik den Antrag auf Zulassung zur Durchführung und Abrechnung mammasonographischer Untersuchungen stellen. Es müssen neben anderen Bedingungen mindestens 200 eigenständig durchgeführte Mammasonographie-Untersuchungen nachgewiesen werden.

Gefordert werden als Zusatzanforderung der Nachweis einer mindestens 6monatigen ständigen klinischen oder vergleichbaren ständigen praktischen Tätigkeit in der gesamten Mammadiagnostik (Palpation, Mammographie, Punktion) im Fachgebiet Chirurgie oder Frauenheilkunde und Geburtshilfe oder Radiologische Diagnostik.

Als Zusatzforderung für die nicht genannten Ärzte gelten der Nachweis einer mindestens 18monatigen ständigen klinischen oder vergleichbaren ständigen praktischen Tätigkeit in der gesamten Mammadiagnostik (Palpation, Mammographie, Punktion) im Fachgebiet Chirurgie oder Frauenheilkunde und Geburtshilfe oder Radiologische Diagnostik.

Soweit eine Weiterbildung nach §§ 4 oder 5 nicht nachgewiesen wird, kann die fachliche Befähigung in der Ultraschalldiagnostik durch Ultraschallkurs erworben werden. Dabei sind folgende Voraussetzungen zu erfüllen und nachzuweisen:

- **Grundkurs** über Indikationsbereich und physikalisch-technische Basiskenntnisse unter Einschluss praktischer Übungen – Kurszeit 20 Unterrichtsstunden.
- **Aufbaukurs** zur Korrektur und Verbesserung der Untersuchungstechnik unter Einschluss praktischer Übungen – Kurszeit 16 Unterrichtsstunden.
- **Abschlusskurs** zur Vervollständigung der Kenntnisse und Fähigkeiten unter Einschluss praktischer Übungen – Kurszeit 12 Unterrichtsstunden. Vorangegangen ist nach § 5 die jeweils erforderliche Anzahl von durchgeführten Ultraschalluntersuchungen in Form von schriftlichen und apparatetypischen soweit den fachlichen Anforderungen genügenden Dokumentationen nachzuweisen, soweit sie nicht bereits im Aufbaukurs (Nr. 2) anerkannt wurden.
  Zwischen Grund- und Abschlusskurs muss ein Zeitraum von mindestens 9 Monaten liegen.
- **Erbringung** von mindestens 200 eigenständig durchgeführter mammasonographischer Untersuchungen.

3 Mammadiagnostik in der Ablaufplanung

3.1 Geschichtliche Entwicklung der Mammasonographie

Von den ersten Schritten und Untersuchungen mit der Ultraschalldiagnostik bis zu den modernen Ultraschallgeräten mit Farb- und Dopplermodus sowie der dreidimensionalen Technik war es ein weiter Weg. Betrachtet man die Entwicklung der letzten Jahren so wird deutlich, dass dieser aber in einer relativ kurzen Zeitspanne beschritten wurde.

Bereits 1939 wurde von *Pohlmann* und Mitarbeitern über eine frequenzabhängige Absorption von Ultraschallwellen im menschlichen Gewebe berichtet. Die Amerikaner *Wild* und *Ried* begannen bereits in den 50-er Jahren mit ersten Untersuchungen der weiblichen Brust im A-Mode-Verfahren. Darauf folgten Untersuchungen im Wasserbad in den 60-er Jahren. Hierbei wurde unter direktem Kontakt eines 2 – 2,5-MHz-Schallkopfes mit der Brust eine Kontrolle des Drüsengewebes vorgenommen.

Im Jahre 1969 berichteten *Kratochwil* und Mitarbeiter über den Einsatz eines Compound-B-Mode-Schallkopfes mit einer Frequenz von 1,5 – 6 MHz zum Nachweis von Mammatumoren. Weitere Neuerungen zum Thema Mammasonographie kamen aus Japan. Hier waren Brustuntersuchungen mit Schallköpfen mit einer Frequenz von 5 und 10 MHz durchgeführt worden. Hinzu kam die Entwicklung des Grauwertverfahrens mit der Möglichkeit einer verbesserten Unterscheidung der intramammären Strukturen.

Ein routinemäßiger Einsatz der Mammasonographie, die bei Frauen unterhalb des 30. Lebensjahres an erster Stelle der bildgebenden Verfahren stehen sollte, forderten erstmals *Jellins* und Mitarbeiter in den 70-er Jahren. In dieser Zeit setzte sich auch immer mehr der Realtime-Scanner (B-Mode) durch und die ersten farbkodierten Untersuchungsgeräte wurden erprobt.

Die fortschreitende technische Entwicklung zielte eindeutig auf den Einsatz höherer Schallfrequenzen von 10 – 15 MHz zur optimalen Beurteilung des Gewebes ab. Dies bedeutete eine verbesserte Bildauflösung und Darstellung des Gewebes im Nahbereich.

Arbeitsgruppen um *Teubner* (1983), *Hackelöer* (1986), *Leucht* (1992) beschäftigten sich mit der Mammasonographie. Heute sind die Ultraschallgeräte kaum noch mit denen der früheren Jahre zu vergleichen. Neuere Techniken wie die Farb- und Dopplersonographie, 3D-Sonographie und das Siescap-Verfahren haben Einzug in die moderne Mammadiagnostik gehalten.

3.2 Stellenwert der Mammasonographie

Die ersten Berichte über radiologische Untersuchungen am Brustdrüsengewebe finden sich 1913 bei *Salomon*. In den 60-er Jahren wurden erstmals Röntgenreihenuntersuchungen bei Frauen in der Postmenopause durch *Fournier* (1993) und *Frischbier* (1994) durchgeführt. Die Weiterentwicklung der Mammasonographie blieb zurück, da zu dieser Zeit kein Bedarf an zusätzlichen Untersuchungsmethoden zur Erkennung von Mammaläsionen bestand. Es zeigte sich aber bald, dass gerade zur Beurteilung des juvenilen dichten Brustdrüsengewebes die Sonographie Vorteile gegenüber der Mammographie besaß.

Erbrachten Untersuchungsergebnisse anfangs noch differierende Aussagen, so berichtete *Haper* 1993 über die Mammasonographie als eine gute Technik zur Differenzierung von benignen und malignen Befunden in der Brust. *Kindermann* beschrieb zur gleichen Zeit, dass dies nicht möglich sei. *Nitz* berichtete 1994, dass ein Erfassen von nicht-invasiven Prozessen in der Brust mit der Ultraschalltechnik nicht gelingt.

Die Indikationen zum Einsatz der Mammasonographie sind heute vielfältig. Die sonographische Technik sollte aber stets eingesetzt werden bei:

- mammographisch dichtem Brustdrüsengewebe
- Kontrolle von palpablen Befunden in der Brust und der Axilla, insbesondere bei Frauen vor dem 30. Lebensjahr
- suspektem Befund in der Magnetresonanztomographie (MRT) Mammographie
- mammographischem Verdacht auf einen malignen oder nicht sicher gutartigen Befund im Brustdrüsengewebe
- mammographischer Verdacht auf eine Zyste zum Ausschluss eines Fibroadenomes
- Kontrolle von Befunden die in der Mammographie nicht sicher eingestuft werden konnten
- sonographisch gesteuerte Punktion von Tumoren in der Brust zur Klärung der Dignität

Weitere mögliche Einsatzgebiete der Mammasonographie sind in der Nachsorge, der Kontrolle nach Tumoroperationen oder ambulanten Eingriffen zu sehen. Es sind dies:

- Kontrolle des Drüsengewebes bzw. der Operationsnarbe nach brusterhaltender Therapie
- postoperative Kontrolle zum Ausschluss von Hämatomen oder Seromen
- Kontrolle der Brustwand nach Ablatio mammae
- Kontrolle der Intaktheit von Implantaten nach Augmentation oder Brustaufbau
- Kontrolle der Therapie bei Entzündungsprozessen
- Kontrolle des Erfolges der Chemotherapie nach brusterhaltender Maßnahme
- Kontrolle des Tumorgeschehens bei neoadjuvanter Chemotherapie
- Überprüfung des Drüsengewebes im Verlauf einer Strahlentherapie
- Punktion von Raumforderungen wie Zysten oder Abszesse
- bei Mastodynie ohne sonstigen Tastbefund
- bei Karzinophobie

Als problematisch kann der Einsatz der Mammasonographie angesehen werden, wenn Patientinnen den Wunsch danach äußern, um die vorgesehene Mammographie aus unterschiedlichen Gründen, sei es nur wegen Schmerzen, zu vermeiden. Hier sind eine ausführliche Aufklärung und Dokumentation anzuraten. Die Mammasonographie ist ein Verfahren zur sofortigen und guten Darstellung von Befunden im Brustdrüsengewebe aber insbesondere bei unklaren Befunden sollte stets auf einer Mammographie bestanden werden. Auch wenn unter Einsatz der Mammasonographie die Anzahl der Biopsien von Zysten, die in der Mammographie nicht sicher beurteilbar sind, gesenkt werden konnte, so gilt uneingeschränkt, dass Mikrokalkherde in der Brust als erstes Hinweiszeichen auf ein Karzinom, fast ausschließlich mit der Mammographie erfassbar sind.

3.3 Möglichkeiten der Mammasonographie

Zur Beurteilung der Brustdrüse stehen verschiedene Methoden zur Verfügung. Es darf aber bei allen technischen Möglichkeiten nicht vergessen werden, dass nach wie vor die regelmäßige Eigenuntersuchung der Brust durch die Frau an erster Stelle stehen muss. Die Ärzte sind stets gehalten, diese Möglichkeit den Frauen bei jeder ärztlichen Konsultation erneut nahe zu bringen.

Die wichtigste Untersuchungsmethode der Brust im Rahmen der regelmäßigen Krebsvorsorge ist nach der Palpation die Mammographie. Diese sollte ab dem 35.–40. Lebensjahr je nach bestehendem Risiko in 1–2-jährigem Abstand empfohlen werden. Finden sich nach der Palpation in jüngerem Lebensalter Auffälligkeiten, kann diese Technik ebenfalls angeordnet werden.

Unter Verwendung moderner Gerätetechnik kann die Mammasonographie in der Hand des Kundigen gleichwertige Ergebnisse erbringen. Vorteil der Sonographie ist es, dass sie ohne Strahlenbelastung auch im reproduktiven Lebensabschnitt in kürzeren Intervallen eingesetzt werden kann (Tab. 3.**1**).

Der Einsatz der Computertomographie (CT) hat in der modernen Ablaufplanung zur Kontrolle von Mammatumoren an Wichtigkeit verloren und wird nur noch bei speziellen Fragestellungen angeordnet. In der Nachsorge findet diese Technik zur Klärung von Metastasenbefall in befallenen Organen Anwendung.

Die Magnetresonanztomographie (MRT) steht nicht in vorderster Front zur Darstellung von Mammaläsionen. Ihre Einsatzmöglichkeit kommt dann zum Tragen, wenn die Mammographie oder die Mammasonographie nicht zur sicheren Beurteilung eines Befundes in der Brust geführt haben. In der Nachsorge nach Brustoperationen, bei nicht sicher beurteilbaren Befunden, insbesondere im Narbenbereich, kann diese Technik eingesetzt werden.

Tab. 3.**1** Ablaufplanung bei der Kontrolle von Mammabefunden

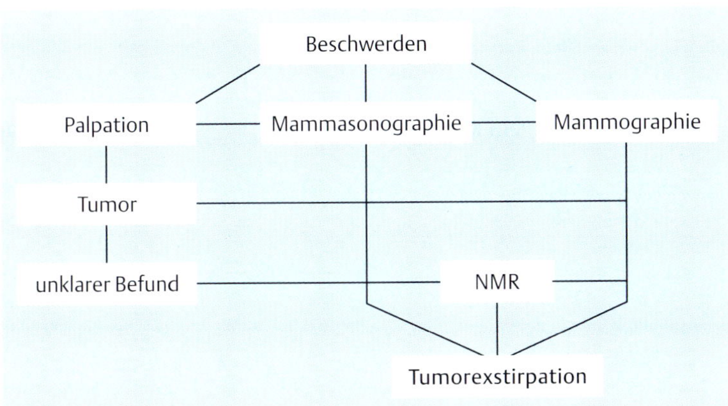

3.4 Ablaufplanung der Mammadiagnostik

Die Grundsätze zur Kontrolle des Brustdrüsengewebes und der Stellenwert der verschiedenen Untersuchungsmethoden sollen hier noch einmal angesprochen werden.

Vor jeder Untersuchung der Brust steht die ausführliche **Anamnese.** Hierbei müssen unter anderem vorausgegangene Operationen an der Brust, Entzündungen, Schmerzen sowie von der Patientin selbst getastete Veränderungen erfragt werden. Weiterhin ist auf Risikofaktoren wie Brusterkrankungen in der Familie, aufgetretene Karzinome der Brust sowie prädisponierende Faktoren zu achten. Es ist bekannt, dass bei atypischer oder proliferierender Mastopathie das individuelle Risiko sich um den Faktor 2–4 erhöht.

Ebenso sollten vorausgegangene Operationen an anderen Körperorganen Berücksichtigung finden, da nach Karzinomoperationen Fernmetastasen auftreten können. Ebenso wichtig ist die Information über regelmäßige sowie außergewöhnliche Medikamenteneinnahme.

Vor der Palpation der Brust steht die **Inspektion.** Hierbei wird auf Hautveränderungen wie Vorwölbung, Einziehung, Rötung und Narben geachtet. Bei der **Palpation** der Brustdrüse ist es wichtig diese im Liegen und Stehen auszuführen. Erfolgt die Kontrolle an der stehenden Patientin, kann die zweite Hand des Untersuchers als Gegenlager dienen. Hierdurch lassen sich Auffälligkeiten leichter erfassen sowie in Form und Größe beurteilen. Mit diesem Untersuchungsablauf können etwa 80% der Befunde in der Brust erfasst werden.

Liegen Mammographiebefunde vor, sollten nicht nur die aktuellen Bilder, sondern wenn möglich frühere Bildbefunde kontrolliert werden. Es muss neben Herdbefunden insbesondere auf Verdichtungen in der Brust und auf Kalkherde im Drüsenkörper geachtet werden. Mikrokalkherde sind meist nur mit der Mammographie erfassbar und zur besseren Beurteilung mit einer Lupe zu betrachten. Maligne Herdbefunde lassen sich mit der Mammographie in ca. 90% sicher erfassen. Hingegen ist die Beurteilung von anderen Befunden in der Brust oftmals eng mit der Erfahrung des Untersuchers verbunden und liegt eindeutig unter den Ergebnissen für Malignome. Die **Mammographie** ist nach wie vor „Gold-Standard" zur Beurteilung der Brustdrüse.

Bei der sonographischen Kontrolle der Brustdrüse muss darauf geachtet werden, dass alle Quadranten der Brust überprüft werden, um eine optimale Beurteilung zu gewährleisten. Verdächtige Areale sollten, wenn erforderlich, mit einer Bildvergrößerung nachkontrolliert werden. Hilfreich kann hierbei die Farb- oder Dopplersonographie sein. Die auffälligen Strukturen sind in Form, Größe und Lokalisation eindeutig zu beschreiben, damit sie bei einer Kontrolle stets wieder aufgefunden werden können. Mit der **Mammasonographie** gelingt die Zuordnung der Tumoren in benigne oder maligne je nach Erfahrung des Untersuchers mit hoher Sicherheit. So lassen sich Karzinome in ca. 90% eindeutig zuordnen. Bei benignen Läsionen gelingt die Einstufung in nahezu 90% und somit sicherer als mit der Mammographie. Werden Mammographie und Mammasonographie als additive Verfahren verwendet, so gelingt eine Dignitätszuordnung der Tumoren in 92–95%. Es wird somit deutlich, dass beide Untersuchungstechniken in gleichwertiger Abfolge einsetzbar sind.

Nach Abschluss einer jeden Brustuntersuchung ist eine schriftliche Befundbeurteilung vorzunehmen. Aus dieser muss Form, Größe, Lage und Dignitätseinschätzung sowie ein mögliches weiteres Procedere hervorgehen (Tab. 3.**2**).

Die **Computertomographie** hat zur präoperativen Beurteilung von Mammatumoren kaum einen Stellenwert. Die Sicherheit der Dignitätszuordnung ist niedriger als die von Mammographie und Mammasonographie. Die Kosten für diese Technik liegen höher.

Die **Kontrastmittel-MRT** stellt ein Ergänzungsverfahren zur Mammographie und Mammasonographie dar. Die Sensitivität der Technik bezüglich Mammatumoren ist mit etwa 90% nicht sehr gut und daher stellt sie bisher nur ein Verfahren mit spezieller Indikation dar. Heute erscheint ein Einsatz dieser Technik ohne Vorabkontrolle des Befundes durch Mammographie oder Mammasonographie nicht gerechtfertigt. Daher ist die Hauptindikation der MRT weitgehend auf die Kontrolle von Läsionen, die durch andere Verfahren nicht eindeutig geklärt werden konnten, begrenzt. Auch nach Protheseninplantation oder ausgeprägter Narbenbildung findet sie Einsatz.

Tab. 3.**2** Ablaufplanung zur Kontrolle der Brustdrüse

Inspektion beider Mammae
Palpation beiderseits
Sonographie der Brustdrüse beidseits
Axillasonographie
zusätzliche Lymphknotenstationen bei einem Karzinom
Bilddokumentation
schriftliche Dokumentation

4 Durchführung der Mammasonographie

Die Vorgehensweise zur Kontrolle benigner oder maligner Tumoren in der Brust kann unterschiedlich gestaltet werden. Es ist aber immer darauf zu achten, dass wichtige Punkte stets Berücksichtigung finden. Denn nur unter Beibehaltung eines Schemas ist das Risiko wichtige Punkte zu übersehen gering zu gestalten. Jeder kann seine individuelle Vorgehensweise unter Berücksichtigung der zentralen Punkte entwickeln.

4.1 Grundvoraussetzungen

Jeder Arzt, der plant die Technik der Mammasonographie einzusetzen, muss sich bewusst sein, dass wie bei jeder Methode eine Lern- und Erfahrungsphase durchlebt werden muss, bevor die Möglichkeiten zum Nutzen der Patienten angewandt werden können. Auch wenn man sich stets bemüht, gelingt es nicht jedem diese visuelle Technik vollkommen zu beherrschen. Deshalb steht am Beginn jeder Lernphase die Frage, was kann mir die Methode bringen und habe ich die Patientenpopulation um diese Technik erfolgreich einzusetzen. Diese grundlegende Frage muss ein jeder sich selbst stellen und beantworten, bevor er zur Entscheidung kommt, die Methode anzugehen. Wer die Mammasonographie nur als Möglichkeit oder notwendige Technik einsetzen möchte, sollte sich darüber klar werden, wie sinnvoll für ihn Mammadiagnostik in seiner täglichen Praxis ist.

Die von der Kassenärztlichen Vereinigung vorgegebenen Bedingungen sind im entsprechenden Kapitel abgehandelt. Es sei noch einmal darauf hingewiesen, dass der Facharzt für Gynäkologie und Geburtshilfe, Chirurgie oder Radiologie erforderlich ist. Eine entsprechende Ausbildung auf dem Gebiet Mammasonographie oder der erfolgreiche Besuch von Grund-, Aufbau- und Abschlusskurs muss nachgewiesen werden, wenn im Rahmen der Facharztausbildung dies nicht schon erfolgt ist. Eine mehrmonatige begleitende Ausbildung für nicht genannte Fachgruppen kann als gleichwertig anerkannt werden. Weiterhin müssen 200 durch Bilder dokumentierte Fälle, unter denen sich eine größere Anzahl Karzinome befinden muss, vorgelegt werden.

Zur mammasonographischen Grundausstattung gehört ein Ultraschallgerät mit Anschluss für einen Scanner, der zur Mammasonographie geeignet ist. Viele Geräte besitzen diese Möglichkeit, sind aber vom Auflösungsvermögen und der Bildqualität dazu nicht geeignet. Für die Mammasonographie ist eine gute Bildauflösung Grundvoraussetzung. Mammasonographie kann nicht nur bedeuten, dass man in der Lage ist diese vorzunehmen, sondern dass das benutzte Gerät auch geeignet ist, den gesetzten Anforderungen zu entsprechen. Jedes nicht entdeckte Mammakarzinom kann im Nachhinein zu höheren Kosten führen als der Erwerb eines Ultraschallgerätes entsprechender Qualität.

Der zur Mammasonographie verwendete Schallkopf muss eine Schallfrequenz von mindestens 5 MHz aufweisen. Die Erfahrung hat gezeigt, dass der Einsatz eines Scanners mit einer Frequenz zwischen 7 und 10 MHz sinnvoller ist, da die sichere Beurteilung kleiner Befunde besser gelingt. Die Bildbreite ist mit 5 cm in einer Bildtiefe von 1,5 cm festgelegt. Schallköpfe mit einer Bildbreite bis zu 3,8 cm aber nicht geringer dürfen als Sonderausführung eingesetzt werden. Scanner mit einer Bildbreite bis zu 7 cm sind in der Diskussion. Zur alleinigen Beurteilung des Brustdrüsengewebes können diese breiten Schallköpfe Vorteile erbringen, zur Kontrolle der Axilla aber sind sie zu breit.

Von großer Wichtigkeit bezüglich der Qualität des Schallkopfes ist die axiale und laterale Auflösung sowie die Fokussierung in der Tiefe. Dies ist wichtig zur Darstellung von Läsionen und sollte die Möglichkeit der Mehrfachfokussierung bieten. Nur so gelingt es eine optimale Bilddarstellung in unterschiedlichen Tiefen zu erlangen. Das Darstellungsvermögen zur Unterscheidung von Gewebsschichten sollte so gestaltet sein, dass eine gute Differenzierung ermöglicht wird. Bezüglich des Bildauflösungsvermögens muss der eingesetzte Schallkopf es erlauben, Strukturen mit einem Querschnitt von 2 mm zu erfassen. Dies ist wichtig zur Darstellung kleiner Zysten oder Milchgangsstrukturen im Rahmen der Duktussonographie. Der Schallkopf sollte über eine gute Nahfokussierung verfügen, damit Befunde, die in der Haut oder direkt im Unterhautgewebe gelegen sind, nicht übersehen werden.

4.2 Sonomorphologie

Bei der Beurteilung der weiblichen Brust lassen sich 4 unterschiedliche Gewebearten nachweisen. So findet man **Fettgewebe, Parenchym, kollagenes Bindegewebe** (Haltefunktion) und lockeres **Mantelbindege-**

webe. Das Parenchym kann in Alveolen und Milchgangsgewebe differenziert werden.

Bei der sonographischen Beurteilung der Brust spiegeln sich die unterschiedlichen Gewebearten in verschiedenen Grauwertmustern wider. So erscheinen die Strukturen unterschiedlich echodicht, was eine gute Differenzierung ermöglicht. Echogen präsentiert sich Gewebe im Sonogramm, wenn sein Aufbau heterogen ist und viele Impedanzsprünge (Dichteunterschiede) vorliegen. Diese entstehen durch eine Schallveränderung an den Grenzflächen von kollagenem zu nicht kollagenem Gewebe. Bei homogenem Gewebeaufbau kommen weniger Impedanzsprünge vor, was dazu führt, dass sich das sonomorphologische Erscheinungsbild echoärmer und somit heller präsentiert.

In der sonographischen Beurteilung der geschlechtsreifen Brust lassen sich Mamillenregion, Haut, Fett- und Drüsengewebe, Thoraxwand sowie darunter gelegene Strukturen unterscheiden. Im Einzelnen findet man von außen nach innen Nippel, Mamillenregion, Haut, subkutanes Fettgewebe, Cooper-Ligamente, Drüsengewebe mit Drüsengängen, retromammäres Fettgewebe, Muskelfaszie, Mm. pectoralis major et minor, Rippen, Interkostalraum, Pleura- und Pleuraspalt sowie die kaum beurteilbaren Lungenanteile (Abb. 4.**1**).

Auf die sonomorphologischen Kriterien wird nachfolgend im Einzelnen eingegangen. Diese sind Grundlage für die Beurteilung eines Sonogrammes und somit für die Differenzierung von benignen und malignen Veränderungen von großer Wichtigkeit. Sie sollten jedem Untersucher bekannt sein, denn nur so gelingt es, die einzelnen Strukturen zu unterscheiden und Läsionen richtig zu differenzieren.

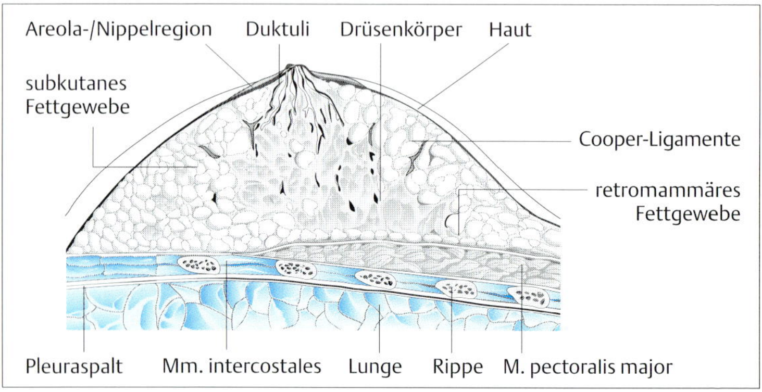

Abb. 4.**1** Schematische Darstellung der Brustdrüsenstrukturen mit Umgebung

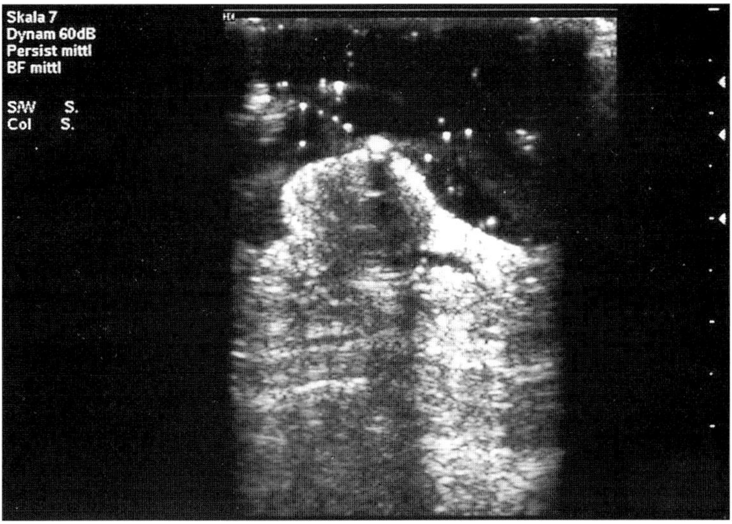

Abb. 4.**2** Mamillendarstellung mit reichlich Kontaktgel als Vorlaufstrecke

4.2.1 Mamillenregion

Das vielfach in retromamillären Abschnitten sonographisch nachweisbare Schallauslöschphänomen wird auch als „nipple shadow" beschrieben. Dieses Phänomen wird durch dichtes Bindegewebe, das in diesem Bereich vorkommt, hervorgerufen. Durch Kompression des Gewebes mit dem Schallkopf kann dieses sonomorphologische Erscheinungsbild weitgehend aufgehoben werden, was zur verbesserten Beurteilung des retroareolären Bereiches führt. Wenn dies nicht gelingt, hilft eine tangential zur Areola geführte Schallrichtung weiter, das Gewebe besser zu beurteilen.

Im Vergleich zur Areola präsentiert sich die Haut sonographisch echoärmer. Die sich in der Brustwarze vereinenden Milchgänge sind außerhalb der Stillphase kollabiert und kaum erfassbar. Nur submamillär, im Bereich der Sinus lactiferi findet sich eine mäßige Erweiterung der Ganglumina (Abb. 4.**2**).

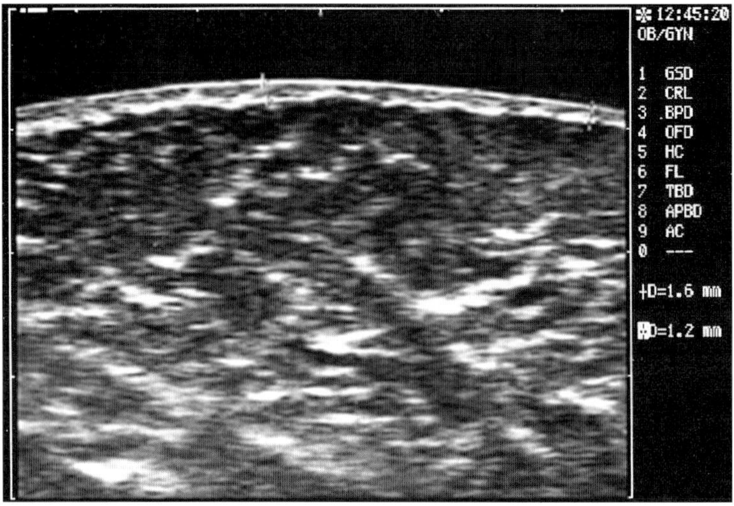

Abb. 4.**3** Sonographische Darstellung der Haut mit subkutanem Fettgewebe

4.2.2 Haut

Sonomorphologisch präsentiert sich die Haut als gleichmäßig echodichte Struktur, die bandförmig am oberen Rand des Ultraschallbildes erscheint. Durch Auftragen von reichlich Kontaktgel oder unter Benutzung einer Vorlaufstrecke ist sie sonographisch gut beurteilbar. Wird bei der Ultraschallkontrolle der Aufdruck mittels Schallkopf auf das darunter liegende Gewebe erhöht, kommt es zwangsläufig zur Gewebekompression, was eine zunehmende Verdickung der Haut vortäuschen kann. Dieses Bild wird manchmal mit einem Hautödem verwechselt. Daher ist es sinnvoll, den Kompressionsdruck bei der Untersuchung stets den Erfordernissen anzupassen (Abb. 4.**3**).

4.2.3 Subkutanes Fettgewebe

Je nach Volumen der weiblichen Brust ist die Menge des subkutanen Fettgewebes unterschiedlich ausgeprägt. Dies ist sehr vom Alter und der Parität der Frau abhängig. So findet sich vielfach im jugendlichen Lebensabschnitt wenig oder gar kein subkutanes Fettgewebe. Da dieser Gewebebereich meist sehr homogen aufgebaut ist und kaum Impedanzsprünge vorkommen, stellt er sich echoarm dar. Nur die das Fettgewebe durchdringenden Cooper-Ligamente führen zu einem strangförmigen, vernetzten, echoreichen Kontrastbereich. Gefäße können dieses Phänomen nachahmen, sind aber durch ihre in geringem Abstand und parallel verlaufenden echoreichen Randreflexe gut von Cooper-Ligamenten zu unterscheiden. Befinden sich entzündliche Prozesse im subkutanen Fettgewebe, so ist die sonomorphologische Echogenität abgeschwächt und relativ echoarm (Abb. 4.**3**).

4.2.4 Cooper-Ligamente

Die Cooper-Ligamente präsentieren sich sonomorphologisch als septenförmige, zur Haut hinziehende, verzweigte, echogene, dünne Strukturen. Zur Haut zu verjüngen sie sich bis hin zu ihrer Insertionsstelle im Korium. Im subkutanen Fettgewebe breiten sie sich flächenhaft aus und sind anatomisch Septen, die das Gewebe durchziehen. An ihren Kreuzungsstellen, die sonographisch teilweise zeltförmig erscheinen können, kann es zu Schallveränderungen kommen. So lassen sich oft dorsal von kreuzenden Cooper-Ligamenten Schallauslöschphänomene finden. Diese imponieren strichförmig bis gezackt und können durchaus in einer weiteren Schnittbildebene, die durch Drehen des Schallkopfes erzeugt werden kann, nicht mehr vorhanden sein. Sie sollten nicht mit pathologischen Veränderungen verwechselt werden (Abb. 4.**4**).

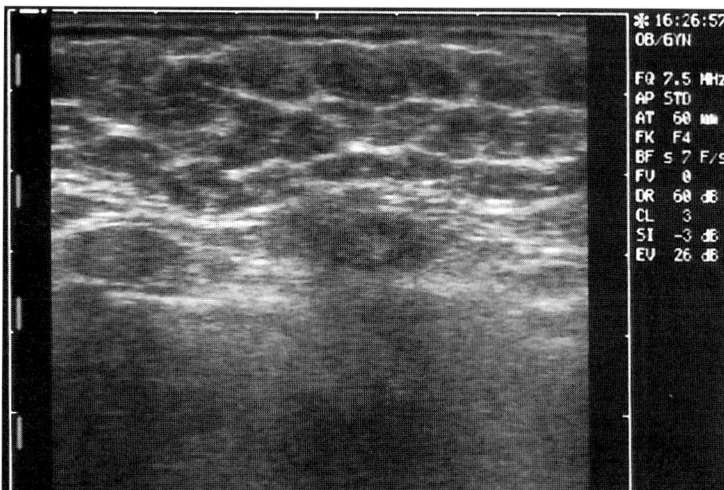

Abb. 4.**4** Drüsenkörper mit Cooper-Ligamenten

4.2.5 Drüsenkörper

Eine sonomorphologisch echogene, oberflächliche Faszie trennt das subkutane Fettgewebe vom Drüsenkörper ab. Das Mengenverhältnis zwischen Fettgewebe zu fibroglandulärem Gewebe bedingt das Parenchymmuster des Drüsenkörpers. Der Mengenquotient steht in Korrelation zu Alter, Parität und dem hormonalen Status der Frau. Einen zusätzlichen Einfluss können Schwangerschaft, Laktation, Menopausenstatus oder Hormonsubstitution haben. Hingegen sind geringfügige Veränderungen, die physiologisch und zyklusabhängig entstehen können, nur schwer zu erfassen (Abb. 4.**5**).

Das Parenchymmuster lässt sich in vier Gruppen unterteilen:

1. Jugendlicher echodichter Drüsenkörper mit wenig Fettanteil
2. Teilinvolvierter Drüsenkörper mit teilweisem Ersatz des Parenchyms durch subkutanes und retromammäres Fettgewebe *(prämenopausal)*
3. Involvierter Drüsenkörper mit fast vollständigem Ersatz des Parenchyms durch Fettgewebe das von Bindegewebssepten durchzogen wird *(postmenopausal)*
4. Drüsenkörper in der Schwangerschaft und Stillphase mit Zunahme des Drüsengewebes, welches das subkutane und retromammäre Fettgewebe stark komprimiert *(Ausnahmesituation)*

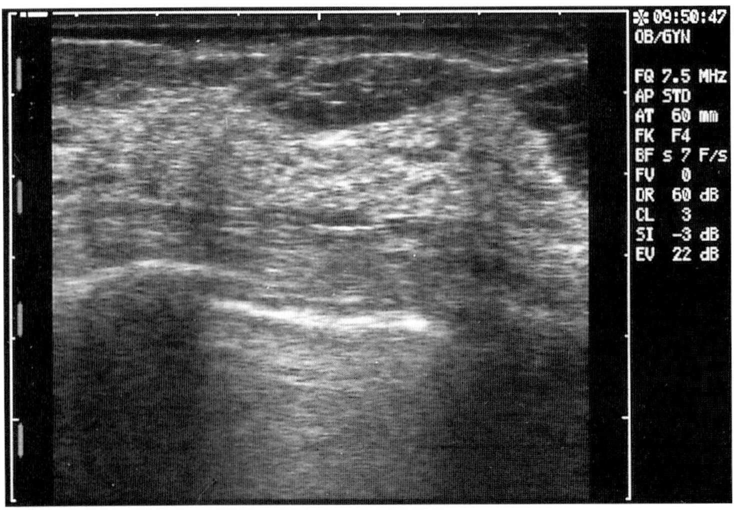

Abb. 4.**5** Darstellung des Drüsenkörpers mit weiteren Strukturen der Brust

4.2.6 Duktuli

Die im Drüsenparenchym gelegenen Duktuli haben physiologisch unterschiedliche Durchmesser. Sie sind an ihrer echoarmen, röhrenförmig und teilweise gewunden verlaufender Struktur gut zu erkennen. Meist lässt sich auch die Verzweigung zu weiteren Milchgängen erfassen. Retroareolär findet sich eine zur Haut hin zunehmende Konzentrierung der Duktuli, die dann im Areolabereich verschmelzen (Abb. 4.**6**).

Der Bereich innerhalb der Duktuli kann unterschiedliche Echogenitätsmerkmale aufweisen. Diese hängt von eingelagerten Gewebebestandteilen ab. So hat Flüssigkeit ein anderes Muster als zellreiche Substanz oder gar ein Milchgangspapillom.

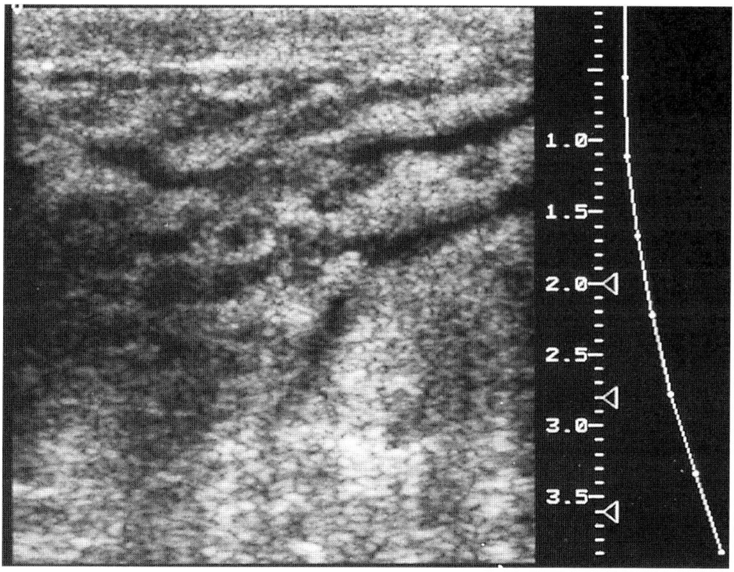

Abb. 4.**6** Sonographische Darstellung von Duktuli, die in Richtung Mamille ziehen

4.2.7 Retromammäres Fettgewebe

Das retromammäre Fettgewebe ist ein schmaler Bereich zwischen tiefer Faszie und Pektoralismuskulatur und stellt die dorsale Begrenzung des Drüsenkörpers dar. Es ist nicht stets vorhanden und physiologisch Schwankungen unterworfen. Sonographisch imponiert es relativ echoarm.

4.2.8 Pektoralismuskulatur

Die Pektoralismuskulatur ist sonographisch gut zu erfassen und an ihrer Faserrichtung leicht zu verfolgen. Je nach Ausprägung erscheint sie unterschiedlich breit. Ihr Verlauf ist parallel zur Haut über die echoarmen Reflexe der Rippen hinwegziehend. Umgeben wird sie von der dünnen, sonomorphologisch echogen erscheinenden Muskelfaszie (Abb. 4.**7**).

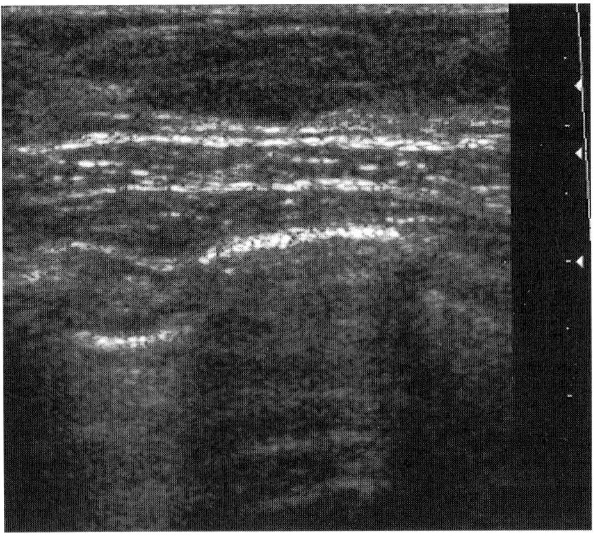

Abb. 4.**7** Schmale bandförmige Struktur des Pectoralis major und minor den Rippen aufliegend

4.2.9 Rippen und Sternum

Die Rippen erscheinen im Sonogramm meist als ovaläre echoarme Bezirke mit wenig Binnenechos, die von einer echogenen Zone umgeben werden. Innerhalb des echoarmen Rippenquerschnittes findet sich, insbesondere im medialen Abschnitt zum Sternum hin, oft exzentrisch gelegen ein echogener Anteil, der dem Knorpel entspricht. Dorsal davon kann durchaus ein Schallauslöschphänomen auftreten. In den Zwischenrippenräumen findet sich ein schmales, mäßig echogenes Band, die Interkostalmuskulatur. In diesem Abschnitt können rippennah echoleere runde Reflexe zur Darstellung gebracht werden, die Interkostalgefäße.

Im Bereich der lateralen Thoraxwand ist der Rippenanschnitt halbmondförmig und der Interkostalraum breiter als sternumwärts. Am Sternumansatz ist der Interkostalraum schmal. Das Sternum selbst ist echoarm mit wenig Binnenechos. Es wird von einer schmalen echogenen Zone umgeben. Die einzelnen anatomischen Strukturen dieser knöchernen/knorpeligen Struktur lassen sich sonographisch gut differenzieren (Abb. 4.**7**).

Nicht selten kann das dorsale Auslöschphänomen einer Rippe zur Fehldiagnose „Läsion“ führen. Vermeidbar ist dies, wenn beachtet wird, dass sich oberhalb des Befundes Muskelanteile befinden und dorsal davon die echogene Pleura deren Gleitbewegungen bei Atemexkursionen gut verfolgt werden können.

4.2.10 Pleura und Pleuraspalt

Die Pleura als echogene Reflexzone trennt die Thoraxwand vom retrothorakalen Bereich. Die Pleura präsentiert sich sonomorphologisch als echogenes Band, das sich bei Atembewegungen hin und her schiebt. Zwischen dieser und der Thoraxwand liegt der schmale echoarme Pleuraspalt (Abb. 4.**8**).

Direkt der Pleura angrenzend findet sich das Lungengewebe, welches sich echoleer/schwarz darstellt und mit den zur Mammasonographie verwendeten Schallköpfen nicht beurteilt werden kann. Es ist sinnvoll zu versuchen diesen Bereich sonographisch mit zu erfassen, da möglicherweise oberflächlich liegende Lungenmetastasen eines Karzinoms zur Darstellung gebracht werden können.

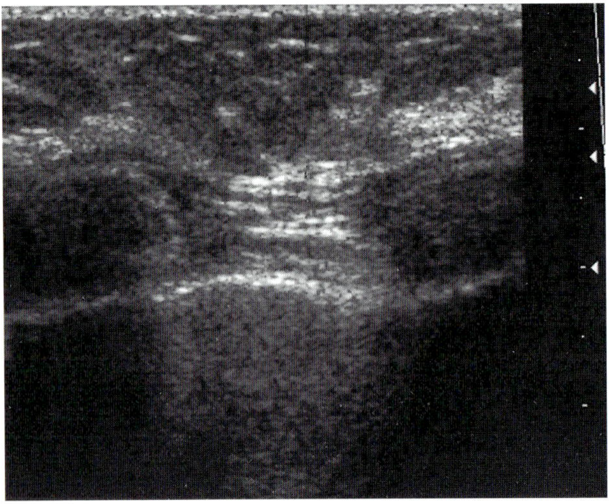

Abb. 4.**8** Sonographische Darstellung der Pleura direkt unter den im Querschnitt angeschnittenen Rippen

4.3 Untersuchungstechnik und Schnittbildebenen

Nach der Palpation der Brust erfolgt, soweit dies erforderlich wird, z. B. bei Frauen über dem 35. Lebensjahr, eine routinemäßige sonographische Beurteilung der Brustdrüse. Liegen Beschwerden oder ein tastbarer Befund vor, so ergibt sich neben einer Mammographie eine Indikation zur Mammasonographie. Hierzu wird die Patientin auf einer Liege mit im Ellenbogen angewinkelten und hinter dem Kopf gelagerten Armen platziert. Es können von Anfang an beide Arme in diese Position gebracht oder nacheinander der Arm der Untersuchungsseite in diese Lage gebracht werden. Eine sonographische Kontrolle der Brust in sitzender Position der Patientin ist zwar möglich aber besonders bei großen Brüsten nicht zu empfehlen. In den meisten Zentren wird die Sonographie der Brust beim liegenden Patienten bevorzugt. Ist die Brust groß, so kann zur Unterstützung und Erleichterung der Untersuchung ein keilförmiges Kissen unter den Rücken der Patientin geschoben werden. Dies sollte auf der Seite geschehen auf der untersucht wird. Diese Manipulation ist aber bei der überwiegenden Zahl der Frauen nicht notwendig.

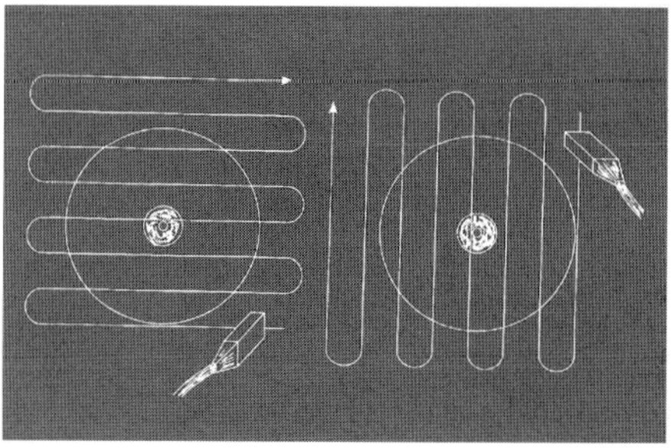

Abb. 4.**9** Schematische Darstellung der mäanderförmigen Scannertechnik

Wichtig zur sonographischen Kontrolle der Brust ist eine ausreichende Menge von Kontaktgel, das gleichmäßig über die gesamte Oberfläche der Brust verteilt wird. Nur so kann ein optimales Ankoppeln des Scanners an die Haut erreicht werden. Dieses ist notwendig, um eine ausreichend gute Darstellung der unterschiedlichen Strukturen zu ermöglichen.

Zur sonographischen Kontrolle der Brustdrüse stehen zwei standardisierte Vorgehensweisen zur Verfügung. Es ist dies die **mäanderförmige** und **radiäre Technik.** Gleich für welche Technik sich der Anwender entscheidet ist es oberstes Gebot, alle Quadranten der Brust sowie die Axilla zu kontrollieren. Handelt es sich um eine Untersuchung im Rahmen einer Karzinomnachsorge, so sollte das Lymphabflußgebiet im klavikulären und Halsabschnitt der vormals befallenen Seite zusätzlich beurteilt werden.

Bei der mäanderförmigen Untersuchungstechnik wird die Brust von der Axillarlinie aus zum Sternum oder umgekehrt fortlaufend abgescannt. Ist auf diese Weise ein Abschnitt der Brust geschallt, wird der Schallkopf um knapp eine Schallkopfbreite verschoben und dann in entgegengesetzter Richtung der nächste Abschnitt gescannt (Abb. 4.**9**). Mit dieser Vorgehensweise wird die ganze Brust abgefahren. Als Leitlinie einer optimalen Verschiebung des Schallkopfes wird die dargestellte Rippe im lateralen oder medialen Bereich herangezogen. Sie soll beim Verschieben des Schallkopfes von einem lateralen Bildbereich zum anderen wandern aber dort sichtbar bleiben. Diese Überlappungstechnik erlaubt es die Brust komplett zu beurteilen, ohne dass ein Bereich nicht dargestellt wird.

Schwierigkeiten können im Bereich der Brustwarze auftreten. Der Schallkopf sollte vorsichtig über den Nippel geführt werden, so dass für die Patientin keine Beschwerden erzeugt werden.

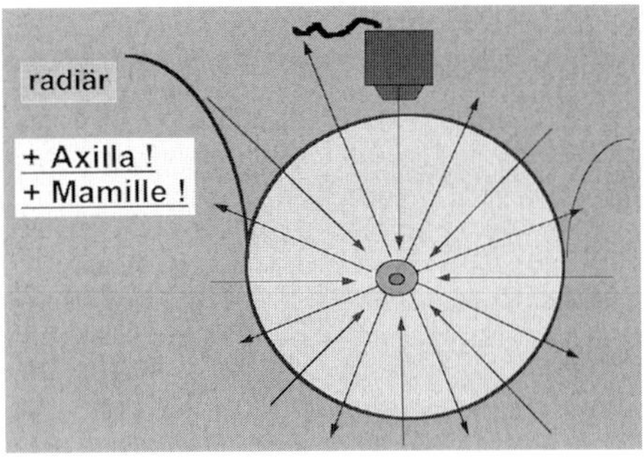

Abb. 4.**10** Schematische Darstellung der radiären Scannertechnik

Bei ausreichender Erfahrung mit den Techniken hat es sich als sinnvoll gezeigt, je nach Situation beide Möglichkeiten auch in Kombination einzusetzen. Vorteilhaft kann es sein, die beiden oberen Quadranten in radiärer und die unteren mit der mäanderförmigen Technik zu untersuchen. Hierdurch fällt das Drehen das Schallkopfes aus und der Untersucher kann zielstrebig vorgehen. Jeder Untersucher sollte für sich erarbeiten, welche Vorgehensweise für ihn geeignet ist.

Bei der radiären Untersuchungstechnik wird das Brustdrüsengewebe Sektor für Sektor von peripher zur Mamille hin oder umgekehrt beschallt. Im Mamillenbereich wird das Gewebe mehrfach überlappend abgescannt. Es ist darauf zu achten, dass die Peripherie der Brust vollkommen erfasst wird (Abb. 4.**10**). Bei Einsatz dieser Technik muss im Verlauf der Untersuchung der Schallkopf zweimal um ca. 180 Grad gedreht werden. Nur so gelingt es, unter Berücksichtigung der Handmotorik den Schallkopf ohne abzusetzen in einem kontinuierlichen Ablauf über den gesamten Brustbereich zu führen.

Die Beurteilung der Areola und des darunter liegenden Gewebes kann in unterschiedlicher Art und Weise erfolgen. Zum einen ist es möglich mit dem Schallkopf direkt über die Brustwarze hinwegzufahren, was der Patientin Beschwerden bereiten kann. Sinnvoller ist es diese Region der Brust vom Areolarand her mit einem um ca. 30 Grad gekippten Schallkopf zu beurteilen. Das subareoläre Gewebe, die Duktuli sowie Befunde direkt unterhalb des Nippels können hierbei optimal beurteilt werden. Bei auffälligen Strukturen ist es sinnvoll mit dem Schallkopf zirkulär um die Areola zu schallen, was eine ausreichend gute Kontrolle erlaubt. Durch Kompression des Gewebes mittels Schallkopf kann die Darstellung des retroareolären Drüsengewebes verbessert werden (Abb. 4.**11**). Ist die Brustwarze hoch aufgerichtet oder handelt es sich um einen Mann, so kann es angebracht sein, die Areola unter Einsatz

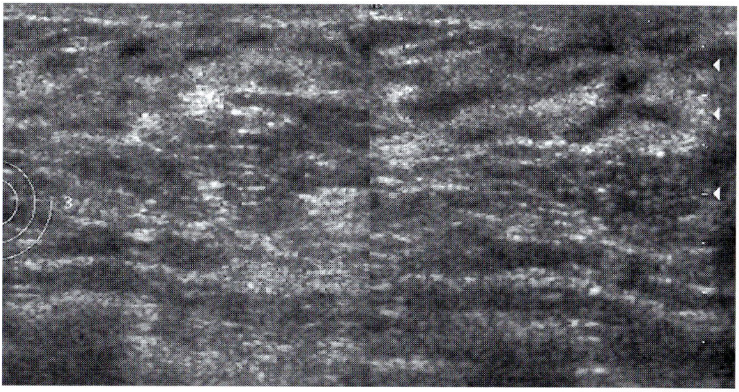

Abb. 4.**11** Überprüfung des retroareolären Bereiches ohne Kompression des Gewebes durch den Schallkopf (rechts) und mit Kompression (links)

einer Vorlaufstrecke oder mit reichlich Kontaktgel zu untersuchen. Hierzu wird reichlich Kontaktgel auf die Areola gegeben und ohne Druck der Schallkopf darüber platziert. Durch Anpassung der Bildverstärkung ist das retroareoläre Gewebe gut beurteilbar. Eine andere Möglichkeit ist der Einsatz einer ringförmigen Hülse einer Pflasterrolle. Sobald diese mit Kontaktgel gefüllt ist, kann die Untersuchung der Areolaregion problemlos erfolgen. Das Hilfsmittel Hülse einer Pflasterrolle findet sich in jeder Praxis. Aber auch der Einsatz einer handelsüblichen Vorlaufstrecke ist hierzu verwendbar.

4.4 Befunddokumentation

Die Dokumentation eines Befundes innerhalb des Brustdrüsengewebes oder der Axilla kann unter Einsatz verschiedener Techniken erfolgen. Ob hierzu Polaroidfotos, schwarz-weiß oder Farbprinter, Videoeinheit oder Optical Disk Einsatz finden, bleibt dem Untersucher überlassen. Er hat dafür Sorge zu tragen, dass jederzeit der bildtechnische und schriftliche Nachweis der Untersuchung erbracht werden kann.

Die schriftliche Dokumentation sollte so gestaltet werden, dass neben Patientenangaben der Grund für die Untersuchung erkenntlich wird. Ein wichtiger Bereich ist den Informationen zur Untersuchungsbedingung, Morphologie des Drüsengewebes, retroareolärer Region und der Axilla zu widmen. Sind Läsionen nachweisbar, müssen diese exakt in Form und Größe dokumentiert werden. Die Tumormetrik soll-

Medizinische Hochschule Hannover
Frauenklinik
im Krankenhaus Oststadt

– Mammasonographie –

Name: Geb.:

Vorname:

Station:

Fragestellung:

Parenchymmuster	re	li
homogen	❒	❒
teilinvolviert	❒	❒
involviert	❒	❒
laktierend	❒	❒

Beurteilbarkeit		
gut	❒	❒
eingeschränkt	❒	❒
schlecht	❒	❒

Retromamillärregion		
unauffällig	❒	❒
auffällig	❒	❒

Lymphknoten positiv		
axillär	❒	❒
infra-/supraklavikulär	❒	❒

sonographische Diagnose		
benigne	❒	❒
unklar	❒	❒
malignitätsverd.		

Sonographische Herdbefunde

Metrik re.:	.....mm	.....mm	.....mm
Metrik li.:	.....mm	.....mm	.....mm

laterale Schallauslöschung

re.:	❒ (einseit.)	❒ (beids.)	❒ (∅)
li.:	❒ (einseit.)	❒ (beids.)	❒ (∅)

retrotumoröses Schallverhalten

re.:	❒ (verstärkt)	❒ (auslösch.)	❒ (indif.)
li.:	❒ (verstärkt)	❒ (auslösch.)	❒ (indif.)

Kompression			
	re.:	❒ (pos.)	❒ (neg.)
	li.:	❒ (pos.)	❒ (neg.)

Infiltration	re	li
Haut	❒	❒
M. pektoralis	❒	❒

Punktion	re	li
solider Befund	❒	❒
Zyste	ml	ml
Farbe	....	....

sonstiges:

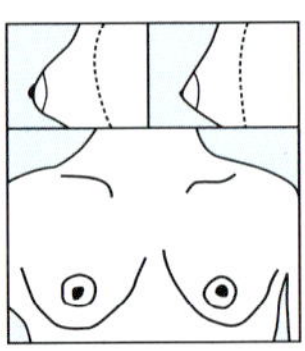

Datum .... Untersucher ....

Abb. 4.**12** Bogen zur Dokumentation des erhobenen Befundes

te 3 Maßangaben umfassen, die an den größten Querschnitten des Befundes abgegriffen wurden. Daraus kann, wenn erforderlich, das Volumen errechnet werden. Ebenso muss neben diesen Angaben eine Information über den Abstand des Befundes zur Mamille, die Tiefe in der er gelegen ist sowie seine Lokalisation nach dem Uhrziffernblatt gemacht werden. Durch diese Angaben gelingt es insbesondere bei mehreren Befunden jeden für sich bei einer erneuten Kontrolle sicher wiederzufinden. Angaben zur Sonomorphologie sollten Angaben zur Randbegrenzung, Binnenstruktur, laterales Schallphänomen, dorsales Schallphänomen sowie Tumorkompression enthalten. Nicht fehlen darf die Seitenangabe des dokumentierten Befundes. Wurde eine Punktion ausgeführt, muss dokumentiert werden, ob es sich um einen festen oder zystischen Befund handelte. Bei einer Zystenpunktion sollten Angaben zur Flüssigkeitsmenge, Farbe und Konsistenz nicht fehlen. Jedes Punktionsmaterial muss zur zytologischen oder histologischen Bearbeitung weitergeleitet werden. Abschließend muss eine schriftliche Beurteilung des Befundes erfolgen, der das erzielte Ergebnis fixiert und eine Einschätzung gibt. Auf einem Piktogramm der Brust sollte die Lokalisation des/der Befunde eingetragen werden. Das Untersuchungsdatum sowie die Unterschrift des Untersuchers dürfen nicht vergessen werden (Abb. 4.**12**).

Aus der Bilddokumentation soll der Befund mit Ausmaßen, Lokalisation sowie Seitenangabe hervorgehen. Es ist anzustreben jeden Befund zu dokumentieren sowie dieses seitengetrennt vorzunehmen.

5 Benigne Mammabefunde

Die sonomorphologischen Kriterien zur Beurteilung der Brust und ihrer Strukturen sind bereits besprochen worden. Auch wenn unter Berücksichtigung von Merkmalen eine sonographische Zuordnung von Befunden in maligne und benigne gelingt, so kann die Sonographie nicht die histologische Diagnose ersetzen. Der Ultraschall erlaubt lediglich einen Zusammenhang zwischen dem Erscheinungsbild einer Läsion und der möglichen histologischen Diagnose herzustellen.

Die Tumorachse oder Komprimierbarkeit des Tumors lassen ebensowenig wie der ein- oder beidseitige Schallschatten eine eindeutige Zuordnung zu. Auch das dorsale Schallverhalten kann sowohl bei malignen als auch bei benignen Befunden verstärkt oder abgeschwächt sein. Ebenso wenig lässt der Nachweis von Gefäßen im oder am Rand des Tumors unter Einsatz der Farbsonographie einen eindeutigen Rückschluss auf die Dignität der Läsion zu (Tab. 5.**1**).

Ein Kriterium, das einen großen Stellenwert bei der Kontrolle und Interpretation von Mammatumoren besitzt, ist die persönliche Erfahrung des Untersuchers. Diese geht entscheidend mit in die Beurteilung ein und lässt sich nicht in Kriterien erfassen oder beschreiben. In den nachfolgenden Darstellungen soll exemplarisch auf die unterschiedlichen gutartigen Veränderungen in der Brust und ihr sonographisches Erscheinungsbild eingegangen werden.

5.1 Brustdrüsenkörper

Das Brustdrüsengewebe präsentiert sich im Sonogramm je nach Patientenalter, Zyklusphase, hormonaler Situation, Laktation und auch Volumen unterschiedlich. Direkt angrenzend an die Auflagefläche des Schallkopfes stellt sich die Haut mit subkutanem Fettgewebe dar. Zwischen dem Corpus mammae und der Subkutis findet sich das echogene Band der Faszie. Innerhalb des subkutanen Fettgewebes und dem Drüsenkörper lassen sich die Cooper-Ligamente, die dieses in verschiedenen Richtungen durchziehen, nachweisen. Der Drüsenkörper präsentiert sich weitgehend homogen, unterbrochen von den Cooper-Liga-

Tab. 5.1 Sonomorphologische Kriterien zur Beurteilung von Mammabefunden (n. Leucht 1989)

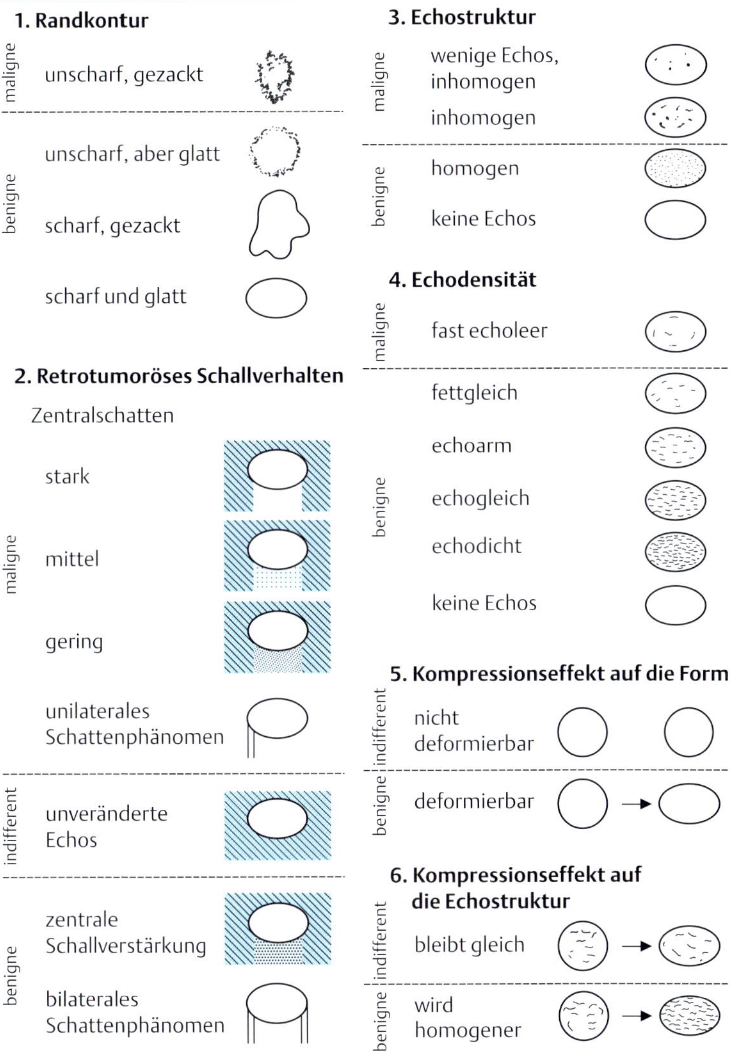

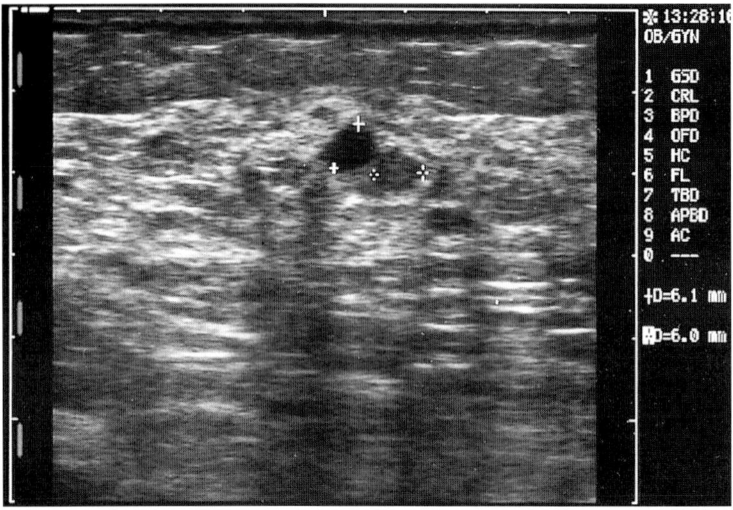

Abb. 5.**1** Brustdrüsenkörper mit kleinzystischen Anteilen

menten und erinnert in seiner Struktur an einen Schwamm. Wobei die echoarmen Anteile den Drüsenläppchen entsprechen, die sich gut vom umgebenden Binde- und Fettgewebe abgrenzen lassen (Abb. 5.**1**). Innerhalb des Drüsengewebes lassen sich echoleere, runde, teilweise längliche Areale erfassen, die den Milchgängen entsprechen. In der Region um die Areola sind diese meist erweitert und lassen sich in größerer Zahl nachweisen.

Das schmale Band der Faszie des Drüsenkörpers grenzt diesen zur Thoraxwand hin ab. Das daran zur Brustwand hin anschließende retromammäre Fettgewebe stellt sich als echoarmer Saum zwischen Muskulatur und Faszie dar. Es ermöglicht im Allgemeinen das Verschieben des Drüsenkörpers gegenüber der Thoraxwand.

Die Muskulatur des M. pectoralis major grenzt sich gegenüber dem retromammären Fettgewebe durch eine echoreiche Faszie ab. Der Muskel präsentiert sich sonographisch als echoarm mit parallelen echoreichen streifigen Strukturen, die den Muskelfasern entsprechen. Direkt darunter lassen sich ovaläre Befunde mit teils zentralen echogenen Anteilen nachweisen. Es handelt sich um die Rippen. Dorsal weisen diese ein vollkommenes Auslöschphänomen auf. Eine zentrale echoreiche Struktur entspricht einer Verkalkung, die bei älteren Menschen häufiger als bei jüngeren nachweisbar ist. Der Abstand zwischen zwei Rippen ist in der peripheren Thoraxwand gleich weit, wird kurz vor Erreichen des Sternums enger, um dann in dieses überzugehen. Zwischen den einzelnen Rippen lässt sich die echoarme Interkostalmuskulatur erfassen. Eine Verwechslung von Rippen mit Mammatumoren ist zwar möglich, kann aber vermieden werden, wenn man deren Position zur Muskelfaszie und zur benachbarten Rippe berücksichtigt.

Direkt unterhalb der Rippen und der Interkostalmuskulatur kann das echoreiche Band der Pleura und der echoleere Bereich des Pleuraspaltes nachgewiesen werden. Bei der Kontrolle des linken Drüsenkörpers kann man, außer bei einem Situs inversus, zusätzlich das Herz erfassen.

Die physiologische Veränderung des Drüsenkörpers im Verlauf des Lebens und die damit einhergehenden morphologischen Veränderungen, die sich im Ultraschall erfassen lassen, müssen stets bedacht werden.

5.2 Mastopathie, fibrozystische Mastopathie

Die Mastopathie als gutartige Veränderung der Brust tritt in allen Lebensabschnitten vorwiegend in der Prämenopause auf und kann in unterschiedlicher Ausprägung registriert werden. Sie wird nach *Brechtel* histologisch in Stufe I–III unterteilt. Sie findet sich bei 40–60% aller Frauen und hat ihren Altersgipfel zwischen dem 45. und 55. Lebensjahr. Erstes Hinweiszeichen können häufige, insbesondere in der zweiten Zyklusphase auftretende Schmerzsensationen in der Brust sein. Primär wird unter dem Begriff „Mastopathie" jeder nicht neoplastische Umbauvorgang des Brustdrüsengewebes zusammengefasst. Im Allgemeinen versteht man darunter einen hormonal gesteuerten Umbauvorgang des Drüsenkörpers. Histologisch lassen sich im untersuchten Gewebe azinolobuläre Hyperplasien, Gangektasien sowie intra- und interlobuläre Fibrosen nachweisen. Des Weiteren finden sich duktale Epithelproliferationen und Zysten unterschiedlicher Ausprägung (Abb. 5.**2**).

Eine eindeutige Festlegung, ab wann ein Drüsengewebe als normal oder als fibrozystische Mastopathie eingestuft werden muss, besteht nicht und bedarf der Erfahrung und Entscheidung des Untersuchers. Es sollte aber immer bei der Festlegung der Diagnose zystische Mastopathie bedacht werden, dass kleine zystische Anteile im Drüsenkörper bei vielen Frauen um das 30. Lebensjahr sowohl im Ultraschall als auch in der Mammographie darstellbar sind. Gehäuft treten diese bei Frauen zwischen dem 30. und 50. Lebensjahr auf. In der Menopause und im juvenilen Lebensabschnitt sind sie seltener vorhanden. Die zystischen Strukturen variieren stark in Form und Größe (Abb. 5.**3**). Sie können

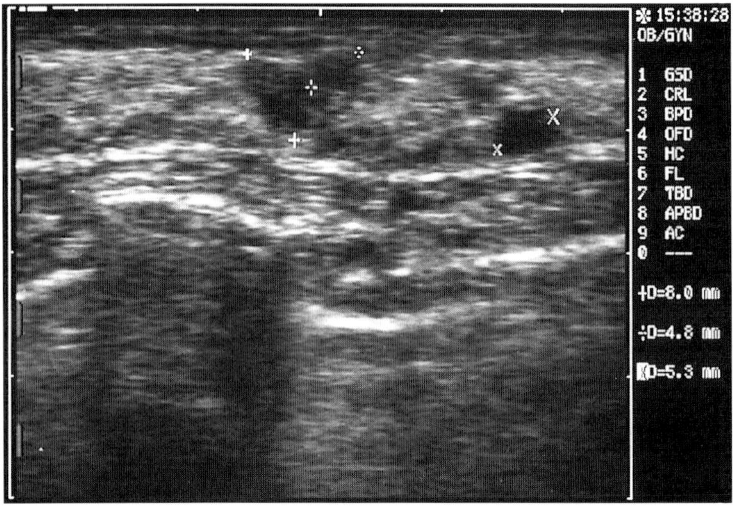

Abb. 5.**2** Mastopathischer Drüsenkörper mit kleinzystischen Anteilen

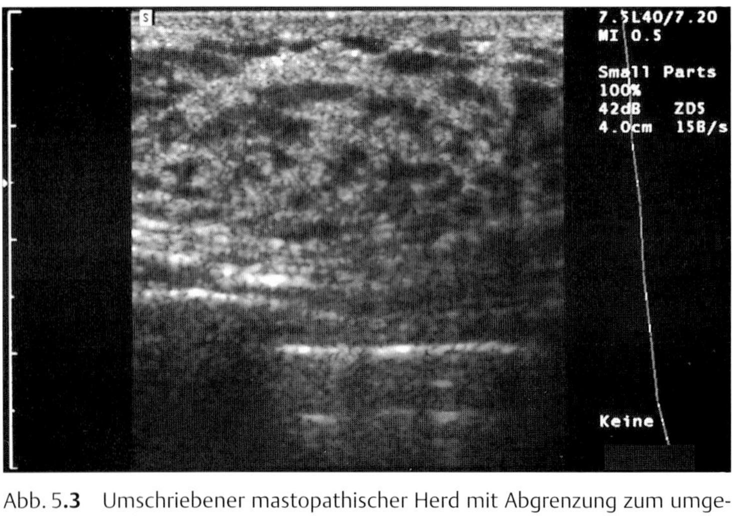

Abb. 5.**3** Umschriebener mastopathischer Herd mit Abgrenzung zum umgebenden Gewebe

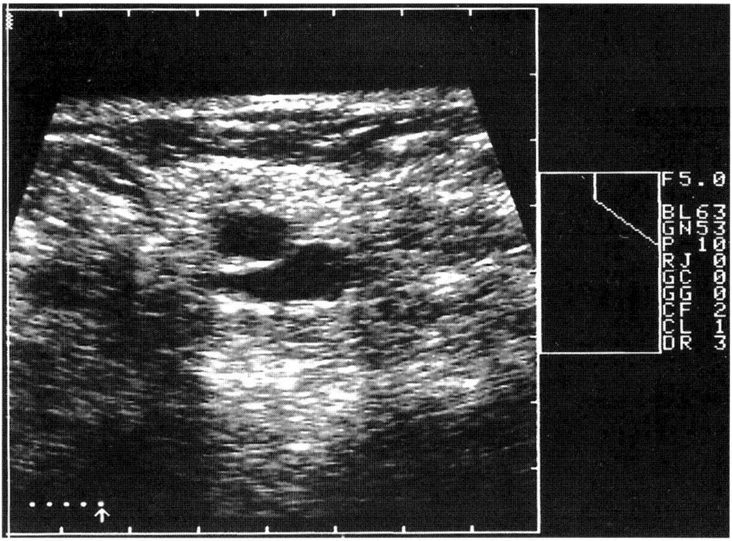

Abb. 5.**4** Mastopathie mit zystischen Anteilen

Tab. 5.**2** Sonomorphologie bei der Mastopathie

Sonomorphologie	Schallausprägung
Echogenität	unregelmäßig echogen
Duktuli	echoarm
Zysten	echoarm
Komprimierbarkeit	mäßig bis fehlend
Umgebungsarchitektur	nicht beeinflusst

einen Querschnitt von wenigen Millimetern bis hin zu mehreren Zentimetern haben. Im Millimeterbereich lassen sie sich oft nur durch Kontrolle in einer zweiten sonographischen Schnittbildebene von Milchgängen abgrenzen. Häufig kommen bei der Mastopathie auch Schallschattenphänomene zum Tragen die eine Abgrenzung einzelner Strukturen untereinander oder gegenüber malignen Veränderungen erschweren (Abb. 5.**4**). Hier hilft nur eine engmaschige Kontrolle, um maligne Herde nicht zu übersehen (Tab. 5.**2**).

Das Karzinomrisiko der Mastopathie ist gering. Nur Veränderungen mit atypischer Epithelproliferation zeigen eine erhöhte Prävalenz auf ein Mammakarzinom. Da diese Veränderung sonographisch nicht eindeutig einschätzbar ist, sollte bei einer Mastopathie eine regelmäßige sonographische Untersuchung gewählt werden. Bei Unklarheiten kann eine Zytopunktion, Stanzbiopsie oder offene Biopsie erforderlich werden.

5.3 Mammazysten

Die häufig im Brustdrüsengewebe auftretenden Zysten lassen sich in der Mammographie und in der Mammasonographie gut erfassen. Oft sind diese Befunde bei der Röntgenuntersuchung nicht eindeutig darstellbar, was im Ultraschall aber gut gelingt. Nach Literaturangaben ist die eindeutige Zuordnung von Zysten mit der Mammographie in ca. 80% möglich, während dies mit der Sonographie in über 90% der Fall ist.

Eine Zyste ist in den allermeisten Fällen von runder Form. Sie zeigt sonographisch ein typisches Schallverhalten mit einer echogenen Schallverstärkung, direkt hinter dem Befund. Diese kommt dadurch zustande, dass die Schallenergie ohne Verlust und Abschwächung durch den fast echoleeren Zysteninhalt dringt, was zu einer lokalen Schallverstärkung führt. Da das lateral von der Zyste gelegene Gewebe aufgrund seiner Dichte zu einer Abschwächung der Schallenergie führt, kommt das Phänomen zustande (Abb. 5.**5**). Befindet sich die zu beurteilende Zyste tiefer im Brustdrüsenbereich, so kann dieses Zeichen aufgrund der bereits generell erfolgten Schallabschwächung fehlen oder nur gering ausgeprägt auftreten. Ist der Zystenquerschnitt weniger als 10 mm, so kann es vorkommen, dass die dorsale Schallverstärkung dem Auge entgeht (Abb. 5.**6**).

Die Zyste ist im Allgemeinen rund bis queroval. Der größte Durchmesser ist meist in der Transversalachse. Unter Druck mit dem Schallkopf kann die Zyste ihre Form verändern, was zusätzlich zur echoleeren Struktur als Zeichen für die Diagnostik verwertet werden kann. Es handelt sich hierbei um das Kompressionsphänomen. Zysten wachsen wie alle benignen Befunde verdrängend und verändern die Architektur des Umgebungsgewebes kaum. Am Zystenrand lässt sich meist ein ein- oder beidseitiger schmaler Randschatten nachweisen. Er kann zwar als Dignitätskriterium verwendet werden, erlaubt aber keine eindeutige Zuordnung (Tab. 5.**3**).

Zysten können ein- oder mehrkammrig sein. Sonographisch lässt sich bei mehrkammrigen Befunden innerhalb dieser eine schmale echogene Trennwand nachweisen. Da sich Zysten oft in präformierten

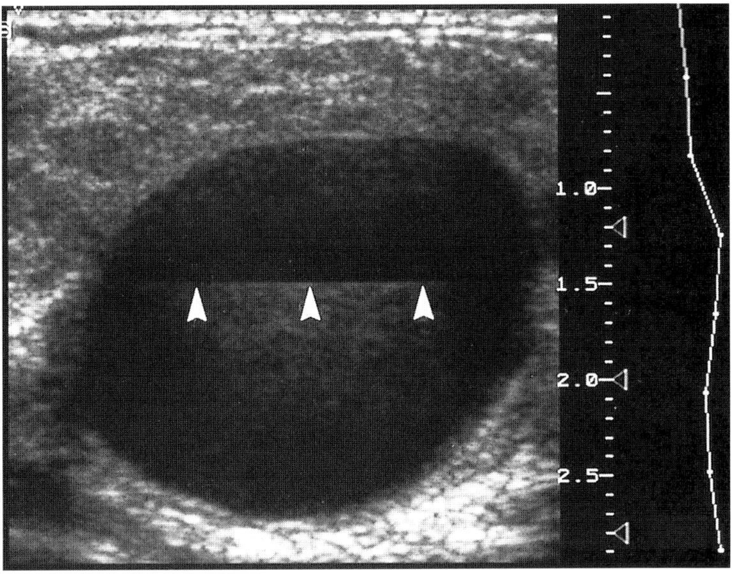

Abb. 5.**5** Glatte Mammazyste mit Wiederholungsecho und dorsaler Schallverstärkung

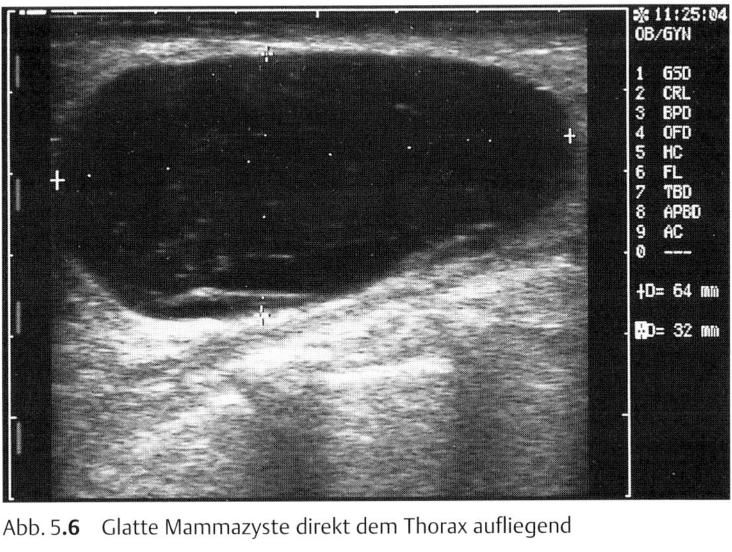

Abb. 5.**6** Glatte Mammazyste direkt dem Thorax aufliegend

Tab. 5.**3** Sonomorphologie bei zystischen Mammabefunden

Sonomorphologie	Schallausprägung
Echogenität	echoleer
Tumorachse	waagerecht
Randsaum	schmal/echoreich
lateraler Randsaum	beidseits/schmal
dorsales Schallverhalten	Verstärkung/gleichmäßig
Komprimierbarkeit	gut/vorhanden
Umgebungsarchitektur	nicht beeinflusst

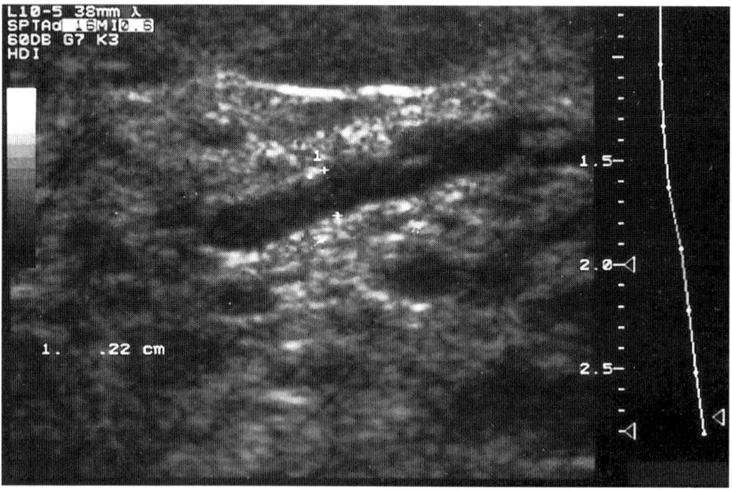

Abb. 5.**7** Multiple kleine Mammazysten im Drüsenkörper verteilt; ein Duktus ist über eine größere Strecke angeschnitten

Strukturen wie Milchgängen ausbilden oder diesen anpassen, können unterschiedliche Formen auftreten. Sie können nebeneinander liegen oder wie eine Traubenrebe angeordnet sein (Abb. 5.**7**). Bei nicht optimaler sonographischer Erfassung der Septenstrukturen lassen sich diese als homogener Anteil fehldeuten.

Binnenstrukturen innerhalb des Zystenlumens können durch Einblutung, Zellablagerung, muzinöses Sekret oder auch durch Polypen

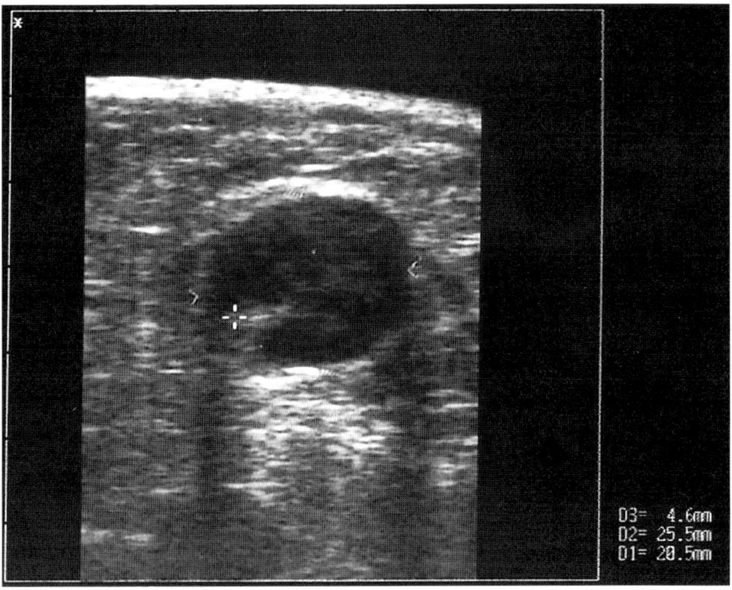

Abb. 5.8 Mammazyste mit Binnenstrukturen

hervorgerufen werden (Abb. 5.8). Da das typische echoleere Verhalten des Zysteninhaltes verloren geht, treten manchmal Schwierigkeiten bei der Abgrenzung gegenüber homogenen Befunden auf. Die Komprimierbarkeit oder auch das dorsale Schallverhalten verändert sich und es ist nicht immer einfach, eine Zyste von einem benignen Tumor wie dem Fibroadenom oder einem malignen Befund wie das medulläre Karzinom abzugrenzen. Bei Unsicherheiten muss eine histologische Abklärung erfolgen. Eine weitere differenzialdiagnostische Überlegung muss bei diesen Befunden den Entzündungen oder Abszessen in der Brust gelten. Oft hilft hier das klinische Beschwerdebild oder die kurzfristige Kontrolluntersuchung weiter.

Bei chronischen mastopathischen Veränderungen kann es zur Verdickung der Zystenwand kommen, was differenzialdiagnostisch Schwierigkeiten bereiten kann. Auch wandständige Auflagerungen wie Polypen bergen Gefahren für die Diagnostik. Es ist nie auszuschließen, dass sich in einer sonographisch unauffällig erscheinenden polypösen Struktur innerhalb der Zyste ein Karzinom verbirgt. Daher ist es sinnvoller, den Befund durch eine offene Biopsie abzuklären als durch eine

Zytopunktion zu sichern. Findet sich nämlich in der vollkommen abgesaugten Zystenflüssigkeit ein Hinweis auf ein Karzinom, ist es nicht mehr einfach, den Befund in der Brust wieder zu finden. Daher muss gelten, dass nur die zystischen Befunde punktiert werden von denen angenommen werden kann, dass nur eine geringe Wahrscheinlichkeit für ein Karzinom besteht. Unterstützt wird diese Überlegung durch eine Arbeit von *Rizzatto* (1993) der feststellte, dass solide Befunde innerhalb einer Zyste in

- 75% benigne Veränderungen
- 20% maligne Veränderungen
- 5% phylloide Veränderungen

aufweisen.

Die generelle Zystenbildung innerhalb des Brustdrüsenkörpers kann sehr ausgeprägte Formen annehmen. Es kommen sowohl einzelne Zysten als auch Befunde, die einen Großteil des Brustvolumens einnehmen, vor. Symptome bei diesen Befunden sind häufige Beschwerden oder Spannungsgefühle in der Brust. Diese treten in unterschiedlicher Ausprägung in den verschiedenen Zyklusphasen und Lebensabschnitten auf. Nicht jede Zyste ist bei primär benignem Erscheinungsbild punktionswürdig. Man sollte mit der betroffenen Patientin stets besprechen, dass nach jeder Punktion die Zyste sich möglicherweise wieder füllen wird. Sinnvoll ist es daher eine Zyste mit benignem Erscheinungsbild nur dann zu punktieren, wenn sie der Patientin Beschwerden bereitet. Das Volumen einer Zyste und die somit zu erwartende Flüssigkeitsmenge bei einer Punktion kann leicht mit Hilfe der drei Durchmesser des Befundes errechnet werden. Hierzu wird eine Annäherungsformel verwendet. Es werden die 3 Querschnitte miteinander multipliziert und das Resultat durch 2 dividiert (Tab. 5.**4**).

$$\frac{A \times B \times C}{2} = \text{Volumen in ml}$$

Als Prämisse muss aber gelten, dass jedes entnommene Material, sei es homogen oder flüssig histo- oder zytologisch, aufgearbeitet werden muss. Die oft an eine Zystenpunktion angeschlossene Pneumozystographie sollte aufgrund der guten Beurteilung der Zyste mit der Mammasonographie nur noch speziellen Fällen vorbehalten bleiben.

Tab. 5.**4** Flüssigkeit nach Zystenpunktion

1 cm	ca. 0,5 ml
2 cm	ca. 4,0 ml
3 cm	ca. 13,0 ml
4 cm	ca. 32,0 ml
5 cm	ca. 63,0 ml
6 cm	ca. 110,0 ml

5.4 Duktus und intraduktale Veränderungen

Die Duktuli durchziehen das Drüsengewebe in unterschiedlicher Anordnung und Lumenbreite. Ein unauffällig erscheinender Milchgang überschreitet kaum einen Querschnitt von 3–4 mm. Die lateralen Begrenzungen des Duktus verlaufen normalerweise parallel zueinander und haben kaum Kalibersprünge (Abb. 5.**9**). Vielfach sind auch Abzweigungen oder Einmündungen anderer Duktuli darstellbar. Im submamillären Brustabschnitt kommt es zur Anhäufung der Milchgänge und zur optisch erfassbaren Erweiterung des Lumens.

Lassen sich auffällige Lumenerweiterungen oder Abbrüche innerhalb sonst unauffälliger Milchgänge darstellen, so sollte mit einer Schallfrequenz von 10–13 MHz versucht werden, dieses Areal weiter abzuklären. Mit hochauflösenden Schallköpfen kann es gelingen, intraduktale oder intrazystische Auffälligkeiten zu erfassen. Diese können als mäßig echogene bis echoreiche Vorwölbungen, die in das Lumen von Milchgängen oder Zysten hineinragen, erscheinen. Es kann sich hierbei um Papillome oder intraduktale Zellablagerungen handeln (Abb. 5.**10**). Die Diagnose eines papillären Karzinoms im Frühstadium, das sich hinter einer solchen Veränderung verbergen kann, gelingt allerdings selten. Eine sonographisch gesteuerte Punktion des auffälligen Bereiches ist zwar möglich, sollte aber bei kleinen Auffälligkeiten aus den gleichen Gründen, wie bei Zysten beschrieben, unterlassen werden. Ist man sich unsicher, sollte eine Galaktographie zur weiteren Abklärung des Befundes eingesetzt werden. Die operative Exstirpation des Areals ist gleichfalls zu erwägen.

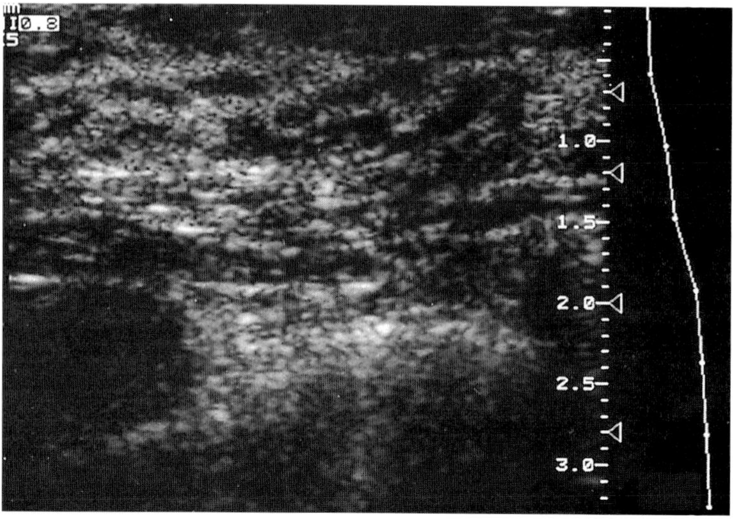

Abb. 5.**9** Multiple Duktuli relativ areolanah gelegen, was an ihrem Verlauf erkennbar ist

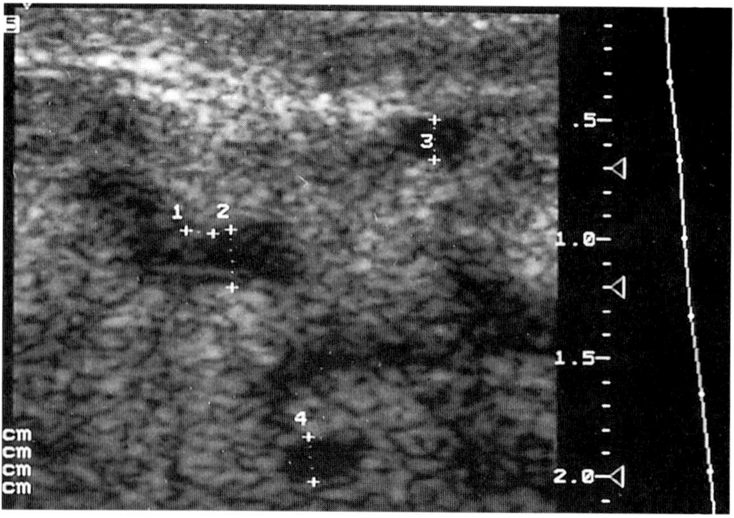

Abb. 5.**10** Multiple Milchgänge, wovon einer durch einen Befund unterbrochen wird

5.5 Fibroadenome

Neben der Zyste stellt das Fibroadenom den häufigsten gutartigen Befund der Brust dar. Er ist im Verlauf des Lebens bei ca. 30% der Frauen nachweisbar. Dieser homogene Tumor findet sich vorwiegend im adoleszenten Lebensbereich zwischen dem 20. und 25. Lebensjahr, kann aber durchaus in jedem anderen Lebensabschnitt angetroffen werden. Der Einsatz von Hormonpräparaten, insbesondere in der Postmenopause, kann zu einem Auftreten dieses Befundes beitragen. Da Fibroadenome hormonabhängige Tumoren sind, bilden sie sich nach Absetzen des Hormons oder bei Eintritt der Menopause meist wieder zurück. Eine Prädisposition für ein Fibroadenom scheint bei Asiatinnen vorzuliegen, da in dieser Bevölkerungsgruppe ein gehäuftes Vorkommen bekannt ist.

Bevorzugt lokalisiert ist dieser benigne Befund in den oberen äußeren Quadranten der Brust. Es tritt in ca. 20–30% als multipler Befund in Erscheinung und kann einen Querschnitt von bis zu 3 cm und mehr erreichen. Bei intensiver Suche finden sich oft direkt dem Hauptbefund angeschlossen ein oder mehrere weitere kleine Fibroadenome. Nach Literaturangaben kann sich in etwa 1–2% aus einem Fibroadenom ein maligner Befund entwickeln.

Die meisten Fibroadenome werden von den Frauen selbst getastet. Da sich dieser homogene, feste und glatt begrenzte Tumor gut gegenüber dem umgebenden Gewebe abgrenzt, lässt er sich leicht bei der Eigenuntersuchung erfassen. Das sonographische Erscheinungsbild des Fibroadenoms ist davon abhängig, ob epitheliales Gewebe, Bindegewebe oder Fettgewebe vorherrschen. Bei überwiegend bindegewebigem Anteil wird es Fibrom, Fibroadenom oder Fibrolipom bezeichnet. Herrscht der Drüsenanteil vor, so handelt es sich um ein Adenom, Adenofibrom oder Adenolipofibrom. Bei jungen Frauen herrscht mehr die epitheliale Komponente vor. In der fettreichen Brust imponiert das Fibroadenom mehr echoreich und kann Schwierigkeiten bei der Abgrenzung zur Umgebung mit sich bringen.

Die Begrenzung wird von einer glatten Kapsel gebildet, die sich als echoreich präsentiert. Sie legt sich um den Tumor und bildet den darstellbaren echoreichen Verdrängungsrandsaum (Abb. 5.**11**). Bei kleinen Befunden oder je nach umgebendem Gewebe kann dieser auch fehlen. Das Fibroadenom präsentiert sich als echoarm bis mäßig echogen, aber auch echoreiche Anteile sind möglich. Seine Echogenität kann mit der des Fettgewebes verglichen werden. Sein dorsales Schallverhalten ähnelt dem einer Zyste mit Schallverstärkung, ist oft aber geringer ausgeprägt oder kann ganz fehlen. Ein schmaler beidseitiger Randschatten ist

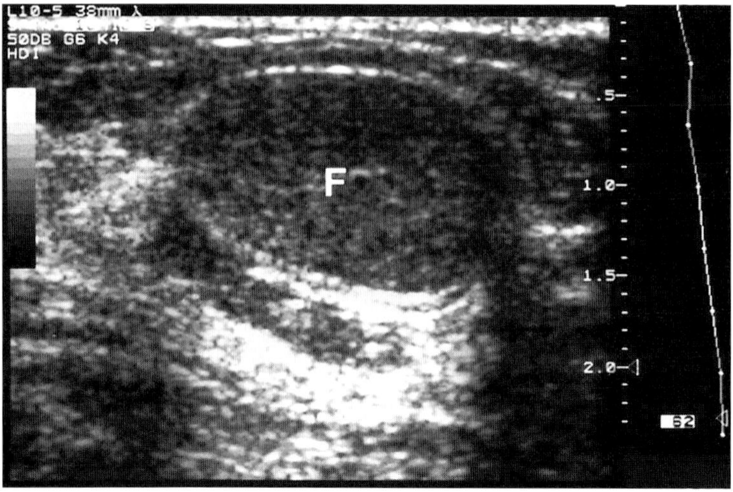

Abb. 5.**11** Glatt begrenztes Fibroadenom die Umgebungsstruktur verdrängend

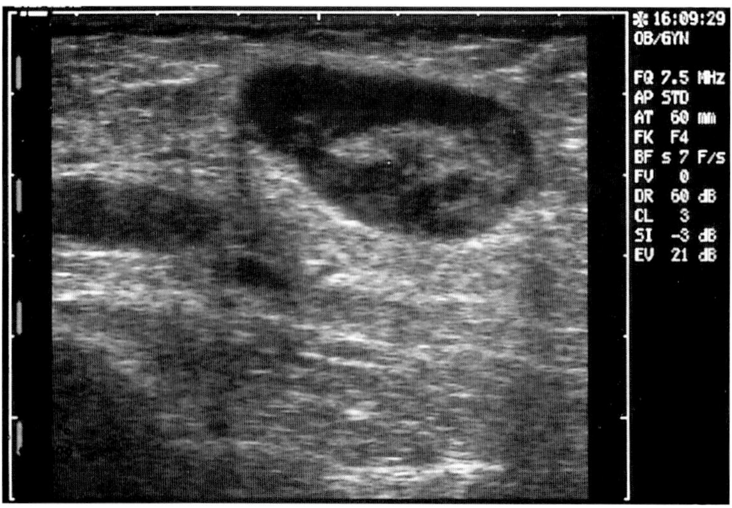

Abb. 5.**12** Glatt begrenztes ovaläres Fibroadenom mit beidseitigem Schallschatten

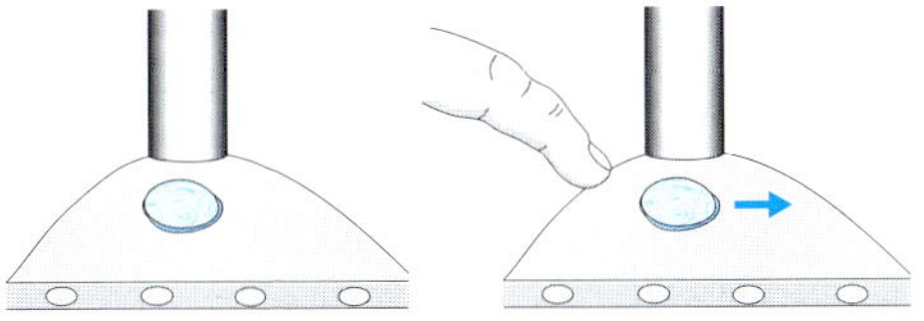

Abb. 5.**13** Schematische Darstellung eines Fibroadenoms, das mit den Fingern verschoben werden kann

Tab. 5.**5** Sonomorphologie des Fibroadenoms

Sonomorphologie	Schallausprägung
Echogenität	mäßig echogen
Tumorachse	waagerecht
Randsaum	schmal/echoreich
lateraler Randsaum	beidseits/schmal
dorsales Schallverhalten	homogen/verstärkt/fehlend
Komprimierbarkeit	fehlend/schwach
Umgebungsarchitektur	nicht beeinflusst

bei den Fibroadenomen häufig nachweisbar (Abb. 5.**12**). Der Kompressionsversuch unter Druckausübung mit dem Schallkopf zeigt eine geringe Verformbarkeit des Tumors. Eine manuelle Verschiebung im Gewebe unter Ultraschallsicht gelingt fast immer (Abb. 5.**13**). Verändert präsentieren kann sich das sonomorphologische Erscheinungsbild eines Fibroadenoms, wenn im Gewebe Verkalkungen vorliegen. In diesen Fällen kann es zu streifenförmigen Auslöschphänomenen kommen, die eine Interpretation des Befundes beeinflussen. Insgesamt kann das sonographische Erscheinungsbild des Fibroadenoms sehr different sein, so dass die Diagnostik erschwert ist (Tab. 5.**5**).

Das Fibroadenom wächst verdrängend, verändert dabei aber nicht die Umgebungsarchitektur. Die Wachstumsrichtung verläuft parallel zur Haut und daher imponiert es meist ovaler (Abb. 5.**14**). Aber auch bizarre Wachstumsformen können vorgefunden werden, insbesondere wenn mehrere Fibroadenome miteinander verbunden sind (Abb. 5.**15**). Da die Differenzierung insbesondere von kleinen Befunden gegenüber Lipomen, phylloiden Tumoren oder malignen Befunden, wie dem medullären Karzinom erschwert sein kann, sollte stets eine Abklärung, sei es durch Zytopunktion, Stanzbiopsie oder offene Biopsie angestrebt werden.

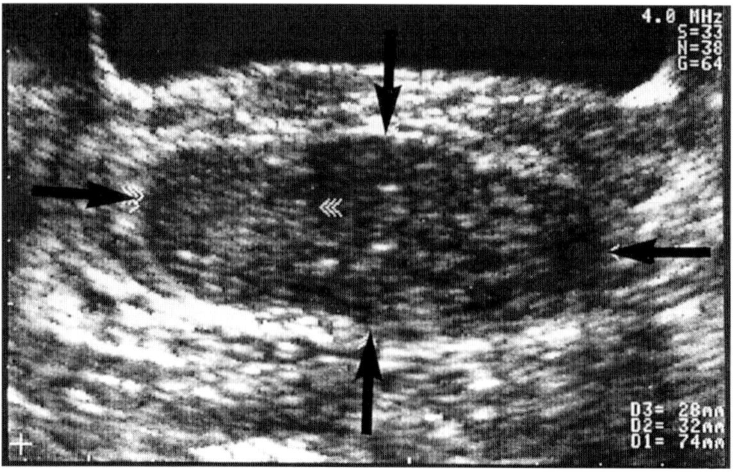

Abb. 5.**14** Dicht unter der Haut gelegenes Fibroadenom mit zentralen Kalkherden. Zur besseren Beurteilung wurde eine Vorlaufstrecke verwendet

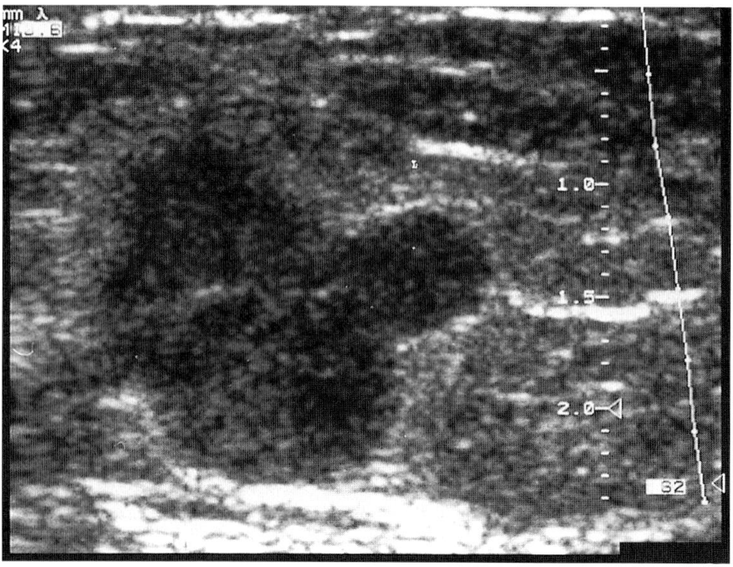

Abb. 5.**15** Multiple Fibroadenome nebeneinander die bizarre Formen erzeugen können

5.6 Lipome

Findet sich beim Palpieren der Brust oder Axilla ein weicher, gegen das Umgebungsgewebe verschieblicher Tumor, der gut komprimierbar ist, so handelt es sich meist um ein Lipom. Ein Häufigkeitsgipfel oder eine Altersverteilung ist nicht bekannt. Es kann in allen Quadranten der Brust auftreten, findet sich aber gehäuft in den oberen äußeren Quadranten, insbesondere der Axillaregion oder am Arm. Es hat seinen Ursprung in Fettzellen und wird von einer Kapsel vom Umgebungsgewebe abgegrenzt. Sonographisch präsentiert es ein gleichmäßig, mäßig echoarmes Erscheinungsbild. Da es sonographisch Fettgewebe gleicht, kann es zu Schwierigkeiten in der Abgrenzung zu diesem kommen (Abb. 5.**16**). Die Kapsel die das Lipom umgibt, ist meist darstellbar (Tab. 5.**6**). Eine histologische Abklärung ist nicht zwingend erforderlich.

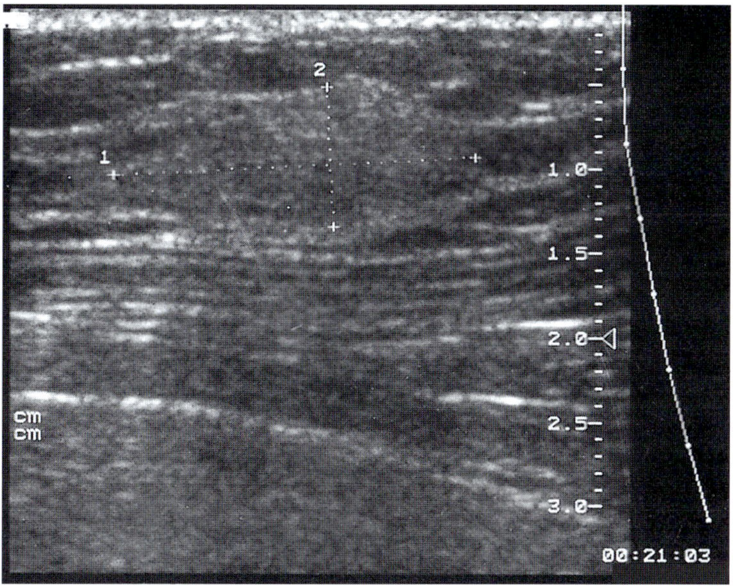

Abb. 5.**16** Ovalär gewachsenes und sich gut gegen die Umgebung abgrenzendes Lipom

Tab. 5.**6** Sonomorphologie des Lipoms

Sonomorphologie	Schallausprägung
Echogenität	mäßig echogen
Tumorachse	unterschiedlich
Randsaum	selten vorhanden
dorsales Schallverhalten	indifferent
Komprimierbarkeit	mäßig
Umgebungsarchitektur	nicht beeinflusst

5.7 Fettgewebsnekrose

Nach Verletzungen oder nach operativen Eingriffen an der Brust ist es möglich, dass Fettgewebsnekrosen auftreten. Sie können bei einer Palpation unbemerkt bleiben oder als derber, schmerzhafter mit Hauteinziehung einhergehender Befund imponieren.

Sonographisch handelt es sich um gut abgrenzbare, echoarme oft runde Areale die auch andere Formen annehmen können (Abb. 5.**17**). Insbesondere nach Operationen können sie das vormalige Operationsgebiet ganz ausfüllen. Innerhalb des Tumors finden sich häufig auch Kalkablagerungen. Handelt es sich um eine Fettgewebsnekrose, so tritt bei einer engmaschigen Kontrolluntersuchung eine Verkleinerung des Volumens auf (Abb. 5.**18**). Bleibt der Befund in seiner Ausdehnung gleich oder nimmt an Größe zu und besteht ein Zustand nach Karzinomoperation, muss ein Rezidiv ausgeschlossen werden.

5.8 Ölzyste

Stellt sich innerhalb einer Zyste eine Spiegelbildung ein, so kommt diese meist zustande weil Flüssigkeiten mit unterschiedlichem spezifischen Gewicht vorliegen. Dies kann bei sedimentierten Zellanteilen innerhalb einer Flüssigkeit, eingedicktem Sekret oder öliger Flüssigkeit, die sich mit wässeriger nicht mischt, der Fall sein. Die oft echogenere ölige Flüssigkeit befindet sich oben und bildet zu der unten gelagerten, wässerigen, eine horizontale Abgrenzung. Besonders auffällig ist bei diesen Erscheinungsbildern, dass sich die Trennfläche bei Veränderung der Körperposition der Schwerkraft entsprechend mit bewegt (Abb. 5.**19**). Bei zugrunde gegangenem Fettgewebe kann es zu Ölzysten ohne Spiegelbildung kommen. Die ölige Flüssigkeit füllt das Zysten-

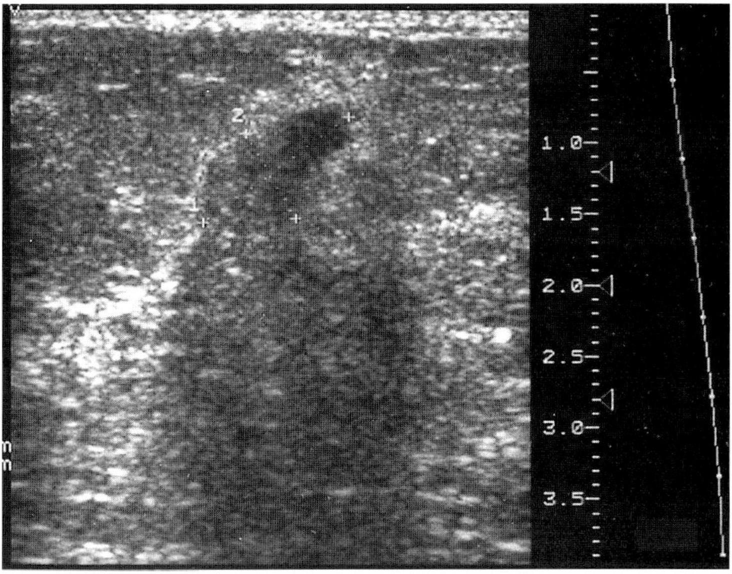

Abb. 5.**17** Fettgewebsnekrose mit unscharfer Begrenzung zum umgebenden Gewebe

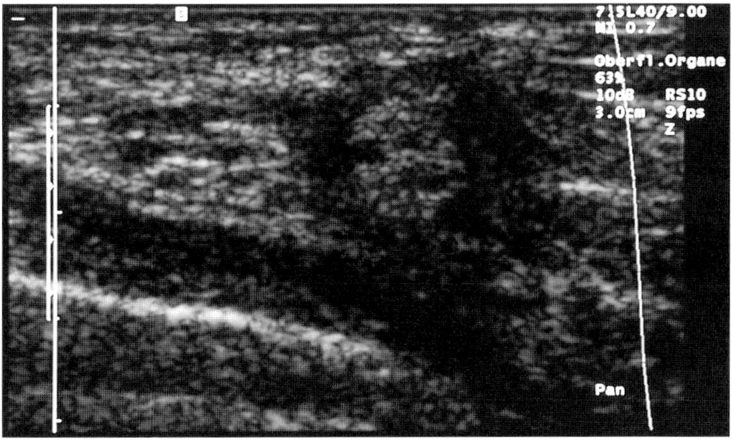

Abb. 5.**18** Fettgewebsnekrose mit zentraler Aufhellung nach Brustoperation

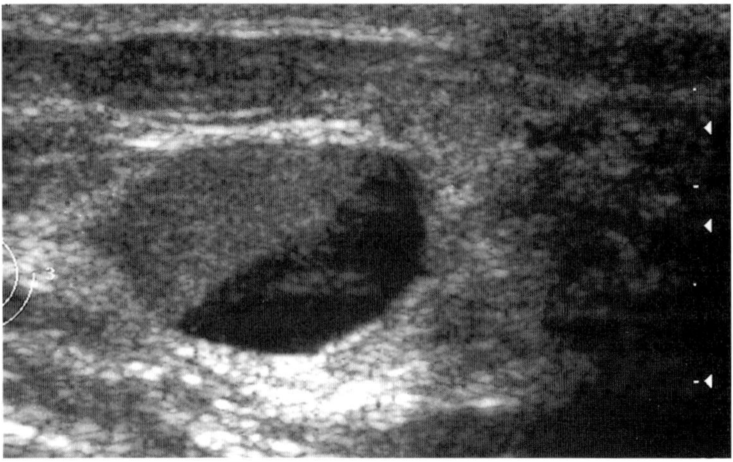

Abb. 5.**19** Zystische Struktur mit homogenem, glatt begrenztem Anteil. Nach Aspiration des flüssigen Anteils fand sich eine Ölzyste

Tab. 5.**7** Sonomorphologie von Ölzysten

Sonomorphologie	Schallausprägung
Echogenität	mäßig/ggf. Spiegelbildung
Randsaum	glatte Begrenzung
dorsales Schallverhalten	indifferent
Komprimierbarkeit	mäßig
Umgebungsarchitektur	nicht beeinflusst

lumen vollkommen aus und sonomorphologisch gibt es kein Merkmal, das auf diesen Befund hindeutet (Tab. 5.**7**). Bei der Zytopunktion fällt ein erschwertes Aspirieren der Flüssigkeit auf, insbesondere wenn eine zu dünne Nadel gewählt wurde.

5.9 Phylloidestumoren

Der phylloide Tumor kommt gehäuft bei Frauen im 5.–6. Lebensjahrzehnt vor. Das Entartungsrisiko liegt bei etwa 10%. Die gutartige Variante des Tumors ähnelt dem Erscheinungsbild eines proliferierenden Fibroadenoms. Er besitzt eine relativ schnelle Wachstumstendenz sowie eine hohe lokale Rezidivneigung.

Sonomorphologisch präsentiert sich das Cystosarkoma phylloides als weitgehend echoarmer Befund mit zystischen und soliden Anteilen (Abb. 5.**20**). Die Außenbegrenzung ist glatt und nicht selten zeigten sich eine mäßige dorsale Schallverstärkung sowie ein schmaler lateraler Schallschatten. Eine eindeutige Differenzierung zwischen benignem und malignem Befund ist kaum möglich. Auch die Unterscheidung zu einem Fibroadenom kann Schwierigkeiten bereiten (Tab. 5.**8**). Die zytologische Abklärung sollte zugunsten der offenen operativen Abklärung wegen hoher Rezidivrate unterbleiben.

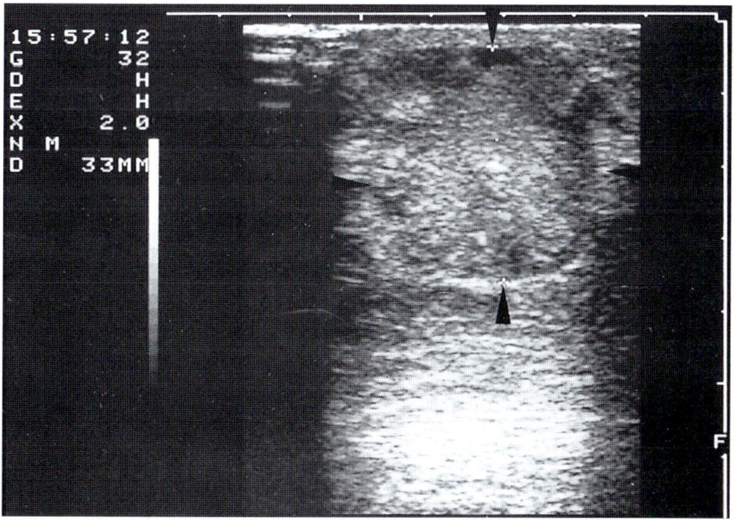

Abb. 5.**20** Phylloider Tumor mit unregelmäßiger Binnenstruktur und glatter Randbegrenzung

Tab. 5.**8** Sonomorphologie des Phylloidestumors

Sonomorphologie	Schallausprägung
Echogenität	mäßig echogen
Randsaum	glatte Begrenzung
dorsales Schallverhalten	indifferent/Schallverstärkung
Komprimierbarkeit	mäßig
Umgebungsarchitektur	verdrängt

5.10 Hämangiome

Innerhalb des Brustdrüsenkörpers können hierin nicht typisch vorkommende Gewebe Tumoren entstehen lassen. So ist es möglich, dass neben einem Neurofibrom ein seltener Befund wie ein Hämangiom nachweisbar ist. Palpatorisch imponiert dieser Befund als weiche, elastische, glatt begrenzte Resistenz die verschieblich und gut komprimierbar ist. Im Ultraschall findet sich ein mäßig echogener, inhomogener Tumor mit meist septenartiger Binnenstruktur. Die Abgrenzung zur Umgebung erfolgt durch eine mäßig echogene, schmale Kapsel. Begutachtet man den Befund intensiver, so lassen sich Konfigurationen, die dem Drüsengewebe ähneln, nachweisen. Bei der histologischen Abklärung finden sich meist die üblichen Bestandteile der Brust wie Drüsen-, Binde- und Fettgewebe (Abb. 5.**21**). Zur Erhärtung der Diagnose kann der Einsatz der Farbsonographie hilfreich sein.

5.11 Laktation – Galaktozele

Im Verlauf der Schwangerschaft kommt es unter Umständen zur erheblichen Größenzunahme des Brustdrüsengewebes. Die palpatorische Beurteilung ist aufgrund der verstärkten Konsistenz teilweise erschwert. Vorab bestehende Tumoren wie das Fibroadenom können unter dem Stimulus der Hormone an Größe zunehmen. Im Verlauf der Laktation kommt es oft zu einer Retention von Milch, was eine herdförmige Verhärtung oder Entzündung möglich macht und eine Galaktozele nach sich ziehen kann.

Aufgrund des eingeschränkten Einsatzes anderer Untersuchungsverfahren, ist in der Laktationsphase der Ultraschall zur Evaluierung intramammärer Tumoren die Methode der Wahl. Üblicherweise nimmt im Verlauf der Schwangerschaft die Echogenität des Gewebes ab. Das sonographische Muster imponiert meist mäßig echogen mit feinfleckigen

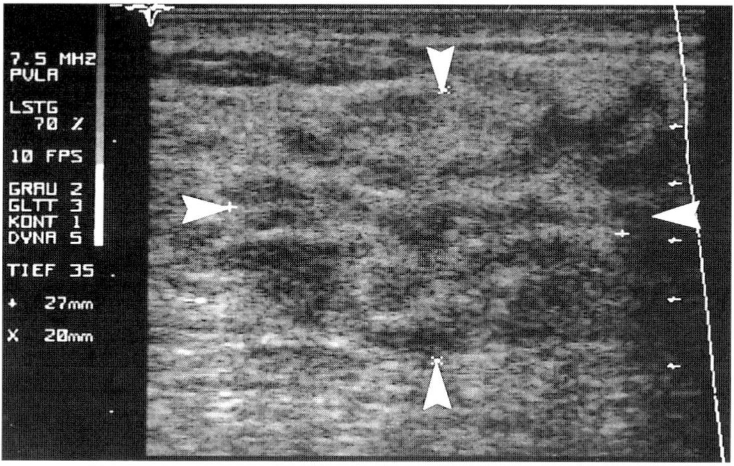

Abb. 5.**21** Tumor mit irregulärer Formgebung und gefäßähnlicher Binnenstruktur. Nach der Exstirpation fand sich ein Hämangiom

Anteilen (Abb. 5.**22**). Nachweisbar erweiterte Milchgänge mit mäßig echogenem bis echoleerem Binnenmuster sind in diesem Lebensabschnitt typisch.

Bei schmerzhaft imponierenden Befunden in der Laktationsperiode handelt es sich meist um Galaktozelen. Diese benignen Befunde entstehen durch Milchansammlung in zystisch erweiterten Duktuli die infolge von Obstruktionen einer milchführenden Drüse entstehen. Eine Galaktozele außerhalb der Stillphase ist relativ selten (Tab. 5.**9**).

Bei der Ultraschalluntersuchung lassen sich erweiterte Milchgänge, die einen Lumenquerschnitt von 3–4 mm überschreiten, nachweisen. Die Binnenstruktur der Duktuli ist aufgrund der eingedickten Milch echogen mit punktuell echoreichen Anteilen. Bei länger bestehenden Galaktozelen kann eine sonomorphologische Abgrenzung zu einem Karzinom schwierig werden. Eine zytologische oder operative Abklärung ist bei Unklarheit sinnvoll.

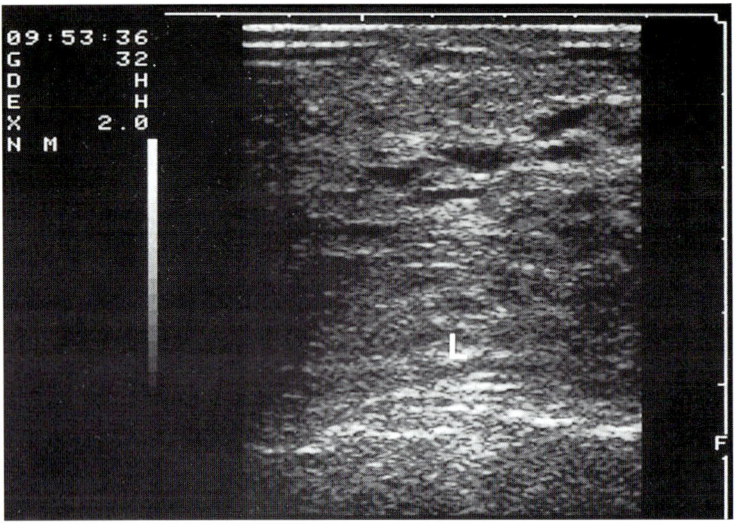

Abb. 5.**22** Mäßig echogenes Brustdrüsengewebe mit multiplen Duktuli bei einer Patientin in der Laktationsphase

Tab. 5.**9** Sonomorphologie der Galaktozele

Sonomorphologie	Schallausprägung
Echogenität	mäßig echogen
Randsaum	im Duktusbereich gelegen
dorsales Schallverhalten	Schallverstärkung/indifferent
Komprimierbarkeit	kaum
Umgebungsarchitektur	verdrängt

5.12 Entzündliche Veränderungen

Über die Milchausführungsgänge besteht ein direkter Zugang zu den Milchdrüsen, so dass es in jedem Lebensabschnitt zu Entzündungen der Brust kommen kann. Primär muss bei entzündlichen Veränderungen unterschieden werden, ob sie der Still- und Laktationsphase zuzuordnen sind oder in keinem Bezug dazu stehen. Die **Mastitis puerperalis** oder **nonpuerperalis** ist meist eine unter Hinzuziehung der klini-

Tab. 5.**10** Einteilung der Mastitis

puerperale Mastitis
nonpuerperale Mastitis
granulomatöse Mastitis
Mastitis bei Mykosen
parasitäre Erkrankungen

schen Aspekte leicht zu stellende Diagnose (Tab. 5.**10**). Die Mastitis puerperalis nimmt mit ca. 70% den Hauptanteil der Mastititen ein. Der Häufigkeitsgipfel liegt im fertilen Lebensabschnitt sowie zwischen 50. und 60. Lebensjahr.

Bei dieser Erkrankung können einzelne Segmente oder auch die ganze Brust verändert sein. Das betroffene Areal ist gerötet und überwärmt und bei der Palpation schmerzhaft. Handelt es sich um eine lokale, innerhalb einer Zyste entstandene Entzündungsreaktion, so kann diese durchaus nach einer Punktion und Entleerung des Zysteninhaltes komplikationslos abheilen. Sind größere Bereiche betroffen, sind der Einsatz von Antibiotika und ein abwartendes Verhalten angezeigt (Tab. 5.**11**).

Tab. 5.**11** Stigmata der Mastitis

Hautverdickung
echodichter Drüsenkörper
Schallschattenbildung
dilatierte Milchgänge
konfluierende Hohlräume
echoarme Abszesshöhle

Heilt der Befund nicht spontan ab oder schmelzen einzelne entzündete Areale ein, so ist eine operative Sanierung des Befundes angezeigt (Abb. 5.**23** und 5.**24**). Unterschieden werden muss die bakterielle Entzündung von einem inflammatorischen Mammakarzinom. Abszesse oder Entzündungen können auch immunologischer Genese sein oder nach Prothesenimplantation auftreten.

Die sonomorphologischen Kriterien der Mastitis können denen eines Karzinoms gleichkommen. Die beginnende Mastitis zeigt im Sono-

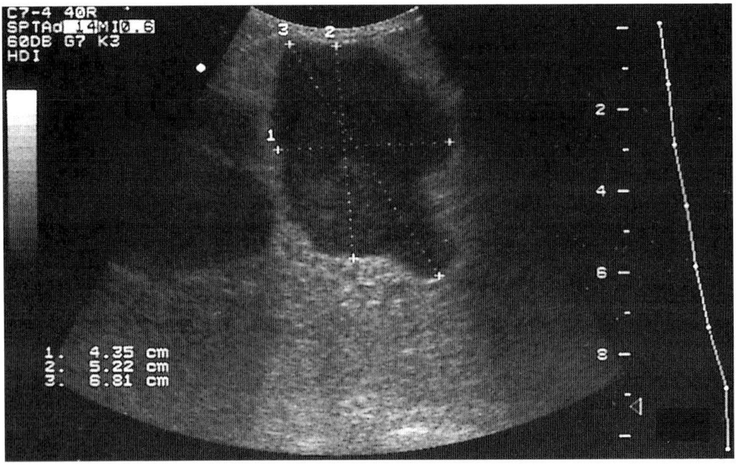

Abb. 5.**23** Große Abszesshöhle bei Mastitis nonpuerperalis

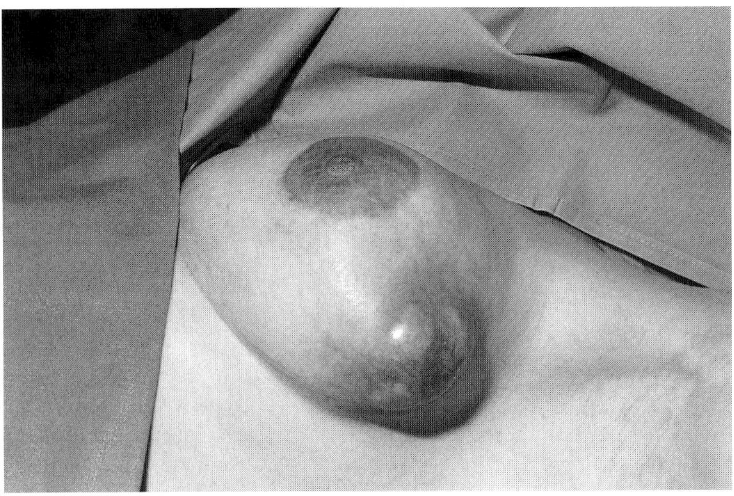

Abb. 5.**24** Mastitis nonpuerperalis vor operativer Sanierung

Tab. 5.**12** Sonomorphologie entzündlicher Prozesse

Sonomorphologie	Schallausprägung
Echogenität	echoarm bis echoreich
Randsaum	glatte/unscharfe Begrenzung
dorsales Schallverhalten	verstärkt/indifferent
Komprimierbarkeit	möglich
Umgebungsarchitektur	verdrängt

gramm anfänglich echoarme Strukturen, die bei einer Abszedierung zum Zentrum des Befundes hin, an Echogenität abnehmen. Ein weiteres sonographisches Korrelat der Entzündungsreaktion kann ein beginnendes Hautödem sein. Bei der Einschmelzung wird der zentrale Gewebeanteil nekrotisch und es lassen sich sonographisch inhomogene, teils zystische Areale erkennen. Da eitrige Flüssigkeit nur zur geringen Schallabschwächung führt, lässt sich dorsal eines Abszesses eine Schallverstärkung nachweisen (Tab. 5.**12**). Vor der operativen Sanierung muss die ganze Ausdehnung der Herde kontrolliert werden, um nicht einen Herd bei der Inzision zu übersehen. Bricht ein Abszess spontan durch die Haut hindurch, so ist es möglich den Fistelgang sonographisch zu erfassen. Kommt es zur spontanen Ausheilung eines Abszesses, kann dies zur Abkapselung des nicht mehr floriden Primärbefundes kommen. In der Abszesshöhle kann es dann zur Ausbildung von Kalkablagerungen kommen, die nachweisbar bleiben. Bei Zustand nach Prothesenimplantation ist es wichtig einen Abszess frühzeitig zu erfassen, um eine Abstoßung zu vermeiden.

Zur weiterführenden Diagnostik kann die Farbsonographie herangezogen werden. Bei Abszessen finden sich im Gegensatz zu einem Karzinom selten Gefäße innerhalb der auffälligen Struktur. Diese sind bei der Entzündung vermehrt in der Peripherie angeordnet. Spricht die antibiotische Therapie bei einer Entzündung an, kommt es meist zum Schrumpfen des Befundes, was bei Karzinomen selten der Fall ist. Bei Unklarheit sollte frühzeitig eine zytologische oder histologische Abklärung geplant werden, um ein möglicherweise vorliegendes Karzinom nicht zu verschleppen. Die Punchbiopsie in Lokalanästhesie mit kleiner Stanze kann beim inflammatorischen Mammakarzinom in der Diagnostik weiterhelfen.

5.13 Kalk

Kalkablagerungen in der Brust können unterschiedlicher Genese sein (Tab. 5.**13**). Die primäre Diagnostik von Kalk in der Brust gelingt fast nur mit der Mammographie (Abb. 5.**25**). Beim Nachweis von Kalkherden muss neben dem primären Verdacht eines Mammakarzinoms auch an abgelaufene entzündliche Prozesse wie Mastitis oder auch an Ablagerungen in den Milchgängen nach Stillen gedacht werden. Aber auch in Fibroadenomen kann er nachgewiesen werden (Abb. 5.**26**).

Kalk kann in 20–30% das erste Hinweiszeichen auf ein Mammakarzinom sein. Vielfach stecken intraduktale Karzinome hinter den linienförmig oder diffus angeordneten Kalkablagerungen in der Brust. Der erfahrene Ultraschallanwender kann mit einem hochauflösenden Scanner mit einer Frequenz von 10 MHz und mehr ebenfalls mit entsprechender Erfahrung Kalk erfassen (Abb. 5.**27**). Es handelt sich beim sonographischen Nachweis weniger um Mikro- als um Makrokalkbefunde (Abb. 5.**28**).

Die operative Abklärung von Kalkablagerungen in der Brust, sei es durch Stanzbiopsie oder operativ, ist der Patientin stets anzuraten. Eine Röntgenkontrolle des Präparates nach Entfernung aus der Brust zum Nachweis, dass der Kalk auch entfernt ist, sollte stets erfolgen.

Tab. 5.**13** Häufigkeit von Verkalkungen im Brustdrüsengewebe

Adenose	60%
Karzinom	23%
mikrozystische Verkalkung	5%
Milchgangspapillom	2%
Narbe	2%
Bindegewebsverkalkung	2%

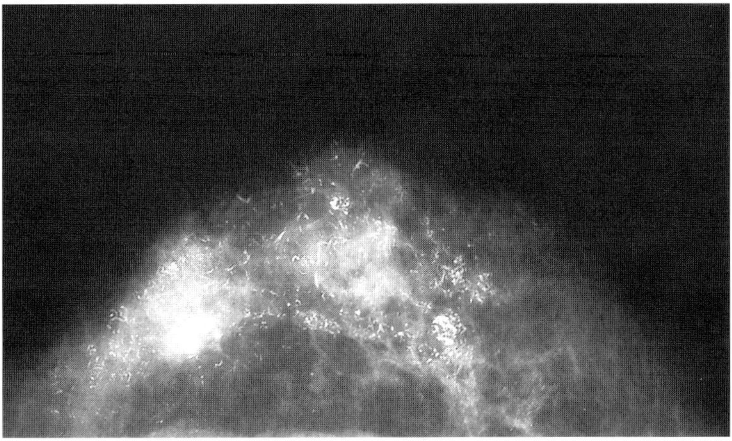

Abb. 5.**25** Mammographie mit diffus angeordnetem Kalk in der Brust

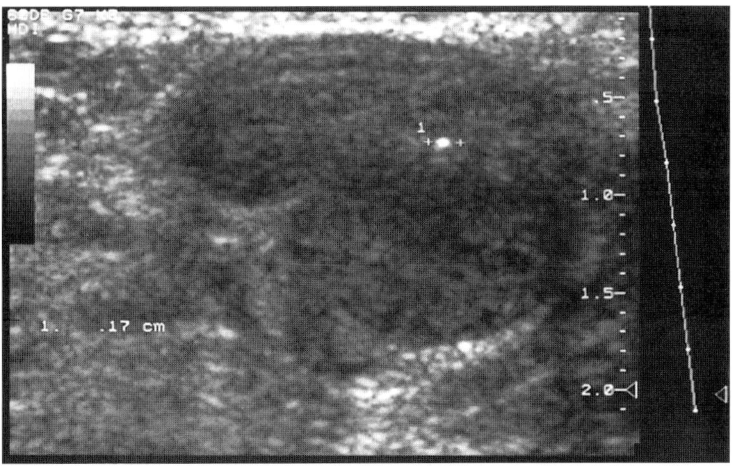

Abb. 5.**26** Kalkherd zentral in einem Fibroadenom gelegen

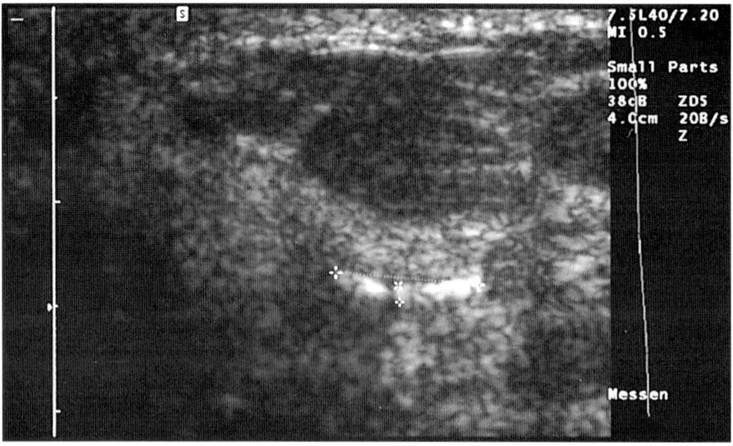

Abb. 5.**27** Makrokalkherde innerhalb eines Milchganges

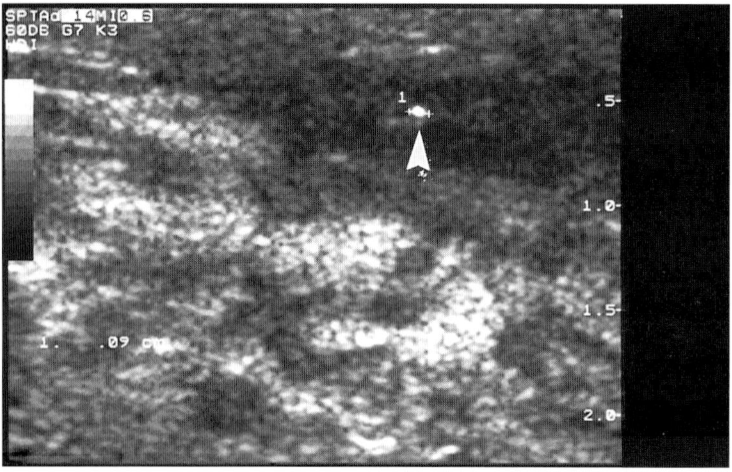

Abb. 5.**28** Kalkherd innerhalb eines unauffälligen Brustdrüsengewebes

5.14 Prothesen

Brustprothesen finden Einsatz zur Veränderung und Vergrößerung des Brustdrüsenvolumens. Im Handel sind unterschiedliche Modelle, die je nach Hersteller mit Silikon, Kochsalz oder einer Kombination aus beiden Bestandteilen gefüllt sind. Da das umgebende Gewebe die Röntgenstrahlen bei einer Kontrolle stark absorbieren, ist der Ultraschall die Methode der Wahl. Auch die Magnetresonanztomographie kann zur Kontrolle der Prothesen verwendet werden, sollte aber aufgrund der Kosten und der nicht wesentlich besseren Aussagemöglichkeit gegenüber dem Ultraschall speziellen Fragestellungen vorbehalten bleiben.

Nur der erfahrene Untersucher wird bei der Palpation eine Prothese eindeutig nachweisen können. Ein weitgehend sicheres Nachweiszeichen ist punktueller Druck im Zentrum der Prothese. Im Vergleich zum Brustdrüsengewebe, das diesem Druck ohne optische Veränderung ausweicht, kommt es bei der Prothese zu einer wallartigen Vorwölbung des um die Druckstelle befindlichen Prothesenanteils.

Im Vergleich zur Zystenflüssigkeit ist die Schallgeschwindigkeit in Silikon vermindert, was zu einer Veränderung des sonomorphologischen Musters des Protheseninhaltes führen kann. Eine optimale Bildeinstellung ist erforderlich, um unnötige und störende Wiederholungsechos innerhalb der Prothese zu vermeiden. Üblicherweise liegen die Prothesen prä- oder retropektoral. Die Kenntnis darüber ist von Interesse für nach rekonstruierender Brustoperationen möglicherweise auftretende Rezidive. Liegen diese zwischen Haut und Prothese, so sind sie leichter beurteilbar als dies bei Prothesen, die retropektoral gelegt sind, der Fall ist.

Im Ultraschall lässt sich die Prothesenwand aufgrund ihres Aufbaus anhand der parallel verlaufenden doppelten Reflexion der Hülle gut von der Umgebung abgrenzen (Abb. 5.**29**). Dieser Befund sollte um die ganze Prothese in allen Ebenen nachweisbar sein, um eine Kapselruptur nicht zu übersehen. Nicht selten ist diese Struktur nicht ganz eben, sondern durch das Umgebungsgewebe verdrängt und präsentiert sich wellenförmig. Bei Vermischen von Silikon mit Brustdrüsengewebe kommt es zur Anhebung der Echogenität, so dass die dadurch entstehende inhomogene Verteilung nicht selten dazu führt, dass die Kapselruptur leichter erfassbar wird. Im Zweifelsfall bringt der Einsatz der Magnetresonanztomographie weitere Erkenntnisse.

Die Binnenstruktur der Prothese ist fast immer echoarm bis echoleer (Abb. 5.**30**). Bei länger liegenden Inletts kann das Silikon auch mit mäßig echogenen Binnenechos versehen sein. Oftmals finden sich in der

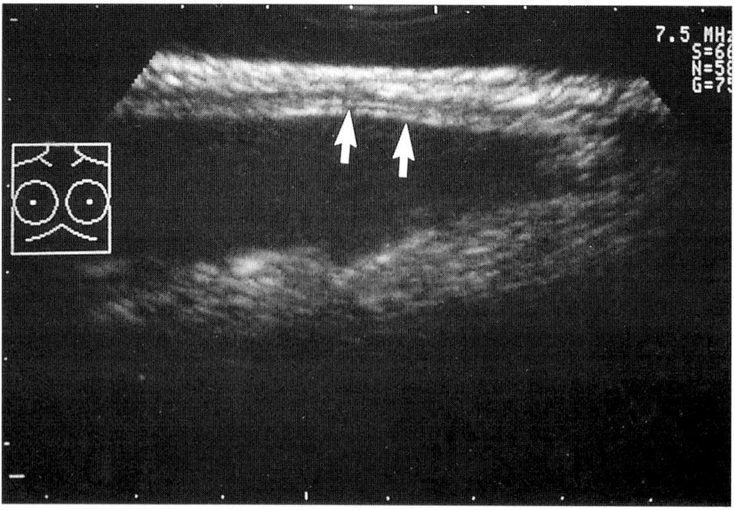

Abb. 5.**29** Präpektoral gelegene Silikonprothese. Die Kapsel ist intakt und doppellumig

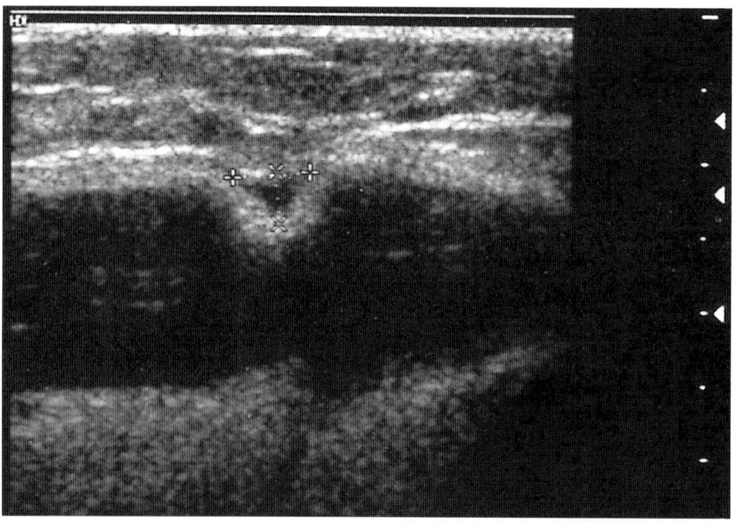

Abb. 5.**30** Sich gut gegen die Umgebung abgrenzende intakte Prothese retropektoral gelegen

Tab. 5.**14** Sonomorphologie von Prothesen

Sonomorphologie	Schallausprägung
Echogenität	echoleer bis echoarm
Randsaum	glatt und doppellumig
dorsales Schallverhalten	indifferent
Komprimierbarkeit	möglich
Umgebungsarchitektur	nicht beeinflusst

Tiefe der echoarmen Areale parallel verlaufende Spiegelbildungen, die nicht falsch interpretiert werden dürfen. Es handelt sich hierbei fast ausnahmslos um Wiederholungsartefakte (Tab. 5.**14**).

Auf keinen Fall darf man eine Prothese mit einer Zyste verwechseln oder gar versuchen diese zu punktieren. Bei unklaren Befunden nahe einer Prothese ist es ratsam nur unter größter Vorsicht eine Punktion vorzunehmen. Sinnvoller ist oft die operative Entfernung des auffälligen Befundes.

5.15 Postoperative Veränderungen

Jeder operative Eingriff an der Brust hinterlässt in unterschiedlichem Umfang narbige Veränderungen, die sonographisch erfassbar sind. Sie können längere Zeit darstellbar aber auch nach kurzem Intervall kaum noch nachweisbar sein (Tab. 5.**15**). Bei der Palpation kann es schwierig sein, derbe Narbenbereiche von echten Tumoren zu unterscheiden. Die Mammographie hilft aufgrund der meist strahligen Veränderungen der Narben nicht immer weiter. Die Kernspintomographie bleibt nur speziellen Fällen vorbehalten. Die sonographische Beurteilung von Narbenregionen bedarf viel Erfahrung.

Tab. 5.**15** Postoperative Veränderungen

Akutform	Spätfolge
Hämatom	Narbe
Serom	Mamillenretraktion
Fettgewebsnekrose	Fettgewebsnekrose
akuter Gewebsdefekt	Verkalkung
Entzündung	lipophages Gewebe

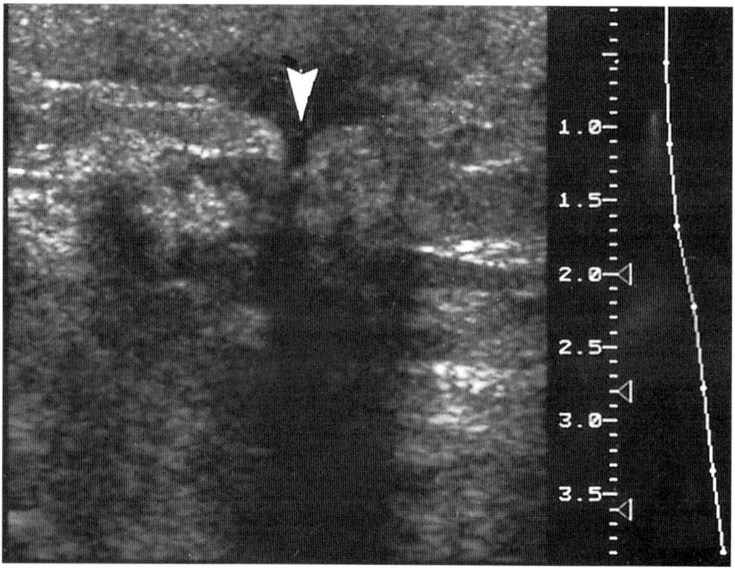

Abb. 5.**31** Narbe mit kerbenförmiger Einziehung des subkutanen Gewebes

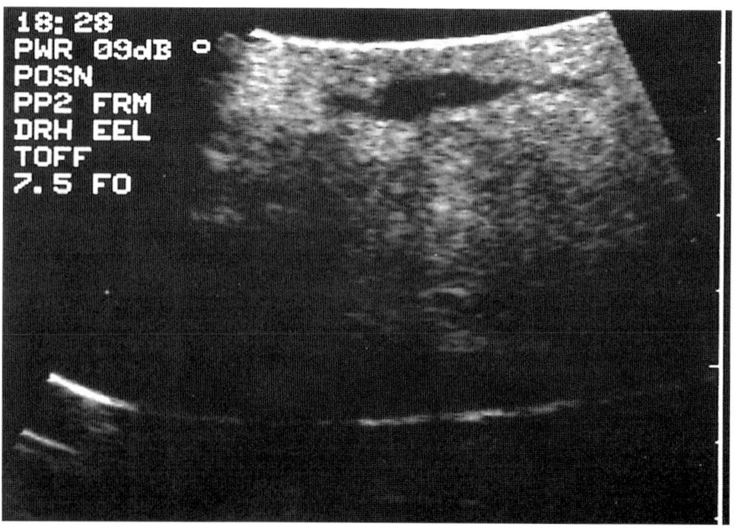

Abb. 5.**32** Abgeheilte Narbe mit geringer Serombildung

Bei Zustand nach Bestrahlung der Brust wegen Mammakarzinom ist der Operationsbereich in den ersten Monaten nicht leicht zu beurteilen. Grund hierfür ist die in der Peripherie des Operationsfeldes auftretende Ödembildung. Die frische Narbe ist echoarm und verändert sich mit zunehmendem Abstand zur Operation. Nach einem Intervall von 2 Monaten und mehr kommt die Narbenregion deutlicher als anfangs zur Darstellung und wird besser beurteilbar.

Die Narbe präsentiert sich bei der Sonographie meist echoarm mit unregelmäßiger Randbegrenzung und dorsaler Schallabschwächung (Abb. 5.**31** und 5.**32**). Diese dehnt sich meist in ganzer Breite der Narbe aus und reicht nicht selten tief und bis in das hinter der Narbe gelegene Gewebe oder bis zur Thoraxwand. Die Narbenregion kann sich je nach Schnittbildebene und Schallkopfführung unterschiedlich breit darstellen. Sie schließt direkt an die Hautnarbe an. Durch Kompression des Gewebes mit dem Scanner ist eine verbesserte Beurteilung erreichbar. Erschwert sein kann die Beurteilung, wenn innerhalb der Narbe anfangs noch echoleere Anteile, hervorgerufen durch ein Serom, vorhanden sind. Dies lässt sich an der dorsalen Schallverstärkung gut beurteilen (Abb. 5.**33** und 5.**34**). Oft hilft es weiter, wenn man zur besseren Beurteilung des Areals die Flüssigkeit ansaugt. Die zytologische Kontrolle der Flüssigkeit ist obligat.

Im Verlauf der Abheilung der Narbe entstandene Fettgewebsnekrosen oder Granulome können die Begutachtung erschweren. Die wichtigste Differenzialdiagnose nach einer Operation, insbesondere nach einem Karzinom, ist das Rezidiv. Ist man sich unsicher, kann neben der engmaschigen sonographischen Kontrolle der Einsatz der Farbsonographie oder Kontrastsonographie weiterhelfen. Wichtig ist hierbei die Erkenntnis, dass sich Narben im Vergleich zum Rezidiv nicht vergrößern. Beide Verfahren werden in den entsprechenden Kapiteln besprochen. Die Magnetresonanztomographie kann wichtige Zusatzinformation bei der Fragestellung Rezidiv leisten.

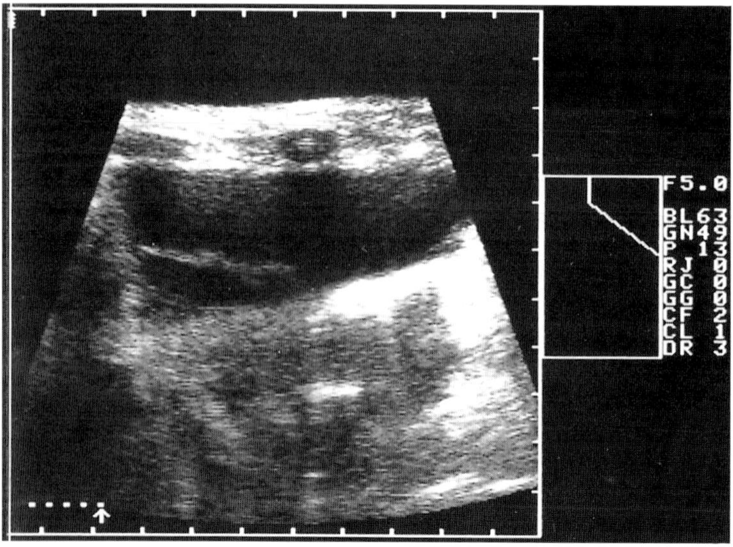

Abb. 5.**33** Seromhöhle nach Operation. Eine geringe Septenbildung ist erkennbar

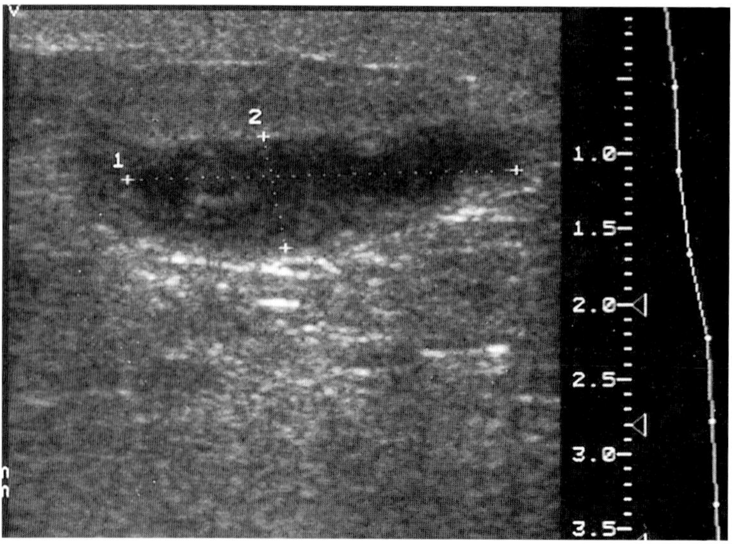

Abb. 5.**34** Seromhöhle nach vorausgegangener Operation

6 Maligne Mammabefunde

Das Mammakarzinom ist die häufigste bösartige Erkrankung der Frau. Zwischen Tumorentstehung und klinischer Manifestation können wenige Monate bis hin zu vielen Jahre liegen. Das Karzinom tritt vorwiegend bei Frauen in der Postmenopause auf mit einem Altersgipfel zwischen dem 50. und 65. Lebensjahr. Etwa 30% der Frauen trifft diese Erkrankung schon vor der Menopause. Die bevorzugte Lokalisation innerhalb des Brustdrüsenkörpers ist mit 48% der obere äußere Quadrant, gefolgt vom oberen inneren mit ca. 15%. Die unteren Quadranten sind mit 11% im äußeren und 6% im inneren betroffen. Das retromamilläre Auftreten wird mit 17% angegeben. Für die Operationsplanung ist es wichtig zu wissen, wo der Tumor lokalisiert ist. Weiterhin sollten Informationen über Größe und möglicherweise weitere Läsionen bekannt sein. Die Angaben über eine Multifokalität schwanken in der Literatur zwischen 20 und 60%.

Der Goldstandard zur Kontrolle von Mammatumoren ist die Mammographie (Abb. 6.**1**). Mit der Mammasonographie gelingt es heute, Malignome in der Brust mit annähernd gleicher Sicherheit nachzuweisen. Mit Ultraschallgeräten der neueren Generation ist dies bereits ab einem Querschnitt von 5–8 mm möglich. Histologisch sind unterschiedliche **Tumortypen** bekannt, die nach ihrem **Entstehungsort** z. B. in **duktal** und **lobulär** sowie nach ihrem **Wachstum** in **nichtinvasiv** und **invasiv** eingeteilt werden.

Das duktale Karzinom ist mit 70–80% der häufigste histologische Typ des Mammakarzinoms. Zugeordnet sind das adenomatöse, solide und szirrhöse Karzinom. Etwa 10–15% der Karzinome sind vom lobulären Typ. Den 10% Sonderformen werden das apokrine, muzinöse, medulläre, tubuläre Karzinom, Morbus Paget u. a. zugerechnet. Die nichtinvasiven Karzinome machen 3–5% aus. Zu den In-situ-Karzinomen gehören das duktale (DCIS), das lobuläre (CLIS) und das Komedokarzinom. Die unterschiedlichen Tumorarten können sonographisch nur schwer voneinander unterschieden werden. Die in situ Carcinome lassen sich nur schwer erfassen (Tab. 6.**1**).

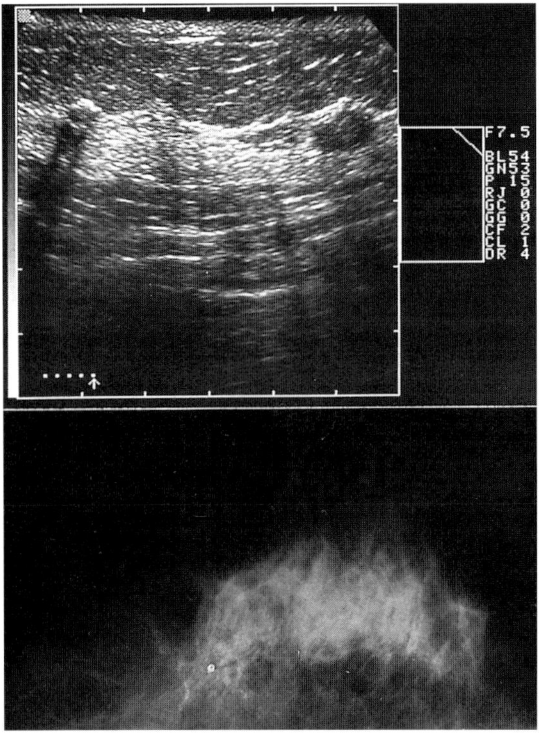

Abb. 6.**1** Mammographie und Sonographie. In der Mammographie war nur ein Tumor aufgefallen, in der Sonographie hingegen zwei

Tab. 6.**1** Unterschiedliche Karzinomtypen

adenomatöses Karzinom	solides Karzinom
szirrhöses Karzinom	apokrines Karzinom
muzinöses Karzinom	medulläres Karzinom
tubuläres Karzinom	duktales Carcinoma in situ
lobuläres Carcinoma in situ	Morbus Paget
Komedokarzinom	

Wie in der Mammographie zeigen auch die unterschiedlichen Karzinome in der Sonographie kein einheitliches Bild, sondern können sehr variabel sein. Zur Dignitätsvorhersage können Tumorachse, Tumorform, lateraler Schallschatten, dorsales Schallverhalten, Binnenstruktur sowie Cooper-Ligamente durchbrechendes Wachstum in unterschiedlicher Gewichtung verwendet werden.

Eine bizarre Randkontur weist eher auf ein Malignom hin als dies die glatte impliziert. Ist die Tumorachse in der Längsachse größer als in der queren Ebene, so ist ein Karzinom wahrscheinlicher als umgekehrt (L/T-Quotient). Die Sicherheit variiert in der Literatur sehr und liegt unserer Erfahrung nach unter 50%. Der häufig vorhandene dorsale Schallschatten kann die Abgrenzung erschweren, was zur fehlerhaften Interpretation führen kann. Ein beidseitiger Schallschatten spricht weniger für einen malignen Befund als dies der einseitige vermag. Bei malignen Läsionen kann gehäuft eine dorsale Schallabschwächung bis hin zum Auslöschphänomen beobachtet werden, was bei benignen Befunden seltener der Fall ist. Dieses Phänomen tritt bei zellreichen Karzinomen seltener auf, so dass diesem keine allzu große Wertigkeit zugeordnet werden kann. Es entsteht dadurch, weil die Schallfortleitung im Karzinomgewebe abgeschwächt wird. Das wichtigste Hinweiszeichen auf ein Karzinom ist der Nachweis eines invasiven Wachstums, was an der Unterbrechung des Cooper-Ligamentes festgestellt werden kann.

6.1 Carcinoma in situ

Das Carcinoma in situ stellt sowohl klinisch als auch histologisch eine heterogene Gruppe dar. Die wichtigsten sind das duktale (DCIS) und das lobuläre (LCIS) Carcinoma in situ. Mit der Mammographie ist durch Verbesserung der Geräte eine Nachweisrate von 10–30% zu erwarten. Die Häufigkeit des Auftretens wird in der Literatur mit 15–20% angegeben. Histologisch kommt es bei diesen Tumoren zu einer Zerstörung innerhalb des Milchgangsystems, ohne dass die Basalmembran betroffen ist. Es breitet sich sowohl kontinuierlich als auch diskontinuierlich aus, was Grund für die häufig nachweisbare Multifokalität oder -zentrizität ist.

In-situ-Karzinome erzeugen kaum eine sonographisch erfassbare Veränderung des Umgebungsgewebes, da sie nur im Milchgangsystem lokalisiert sind. Mit hochauflösenden Schallköpfen und entsprechender Erfahrung kann es gelingen, die häufig vorkommenden Verkalkungen an ihren kräftigen punktuellen Echos zu erkennen (Abb. 6.**2**). Etwa 3–5% der palpablen Tumoren in der Brust enthalten ein Carcinoma in situ.

Der Nachweis eines In-situ-Karzinoms gelingt mit der Mammasonographie nur selten. Das Erfassen dieses Befundes ist vornehmlich der

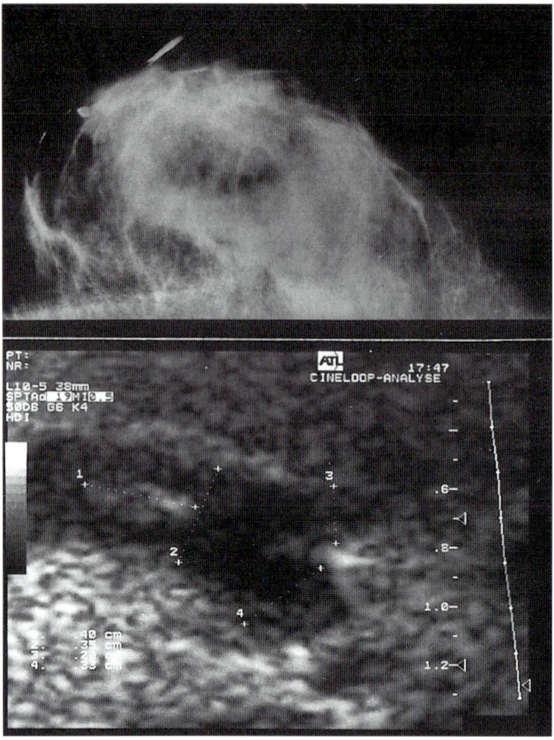

Abb. 6.**2** Carcinoma in situ, das anhand der Veränderungen im Duktus mit Verdacht auf Kalk auffiel

Mammographie vorbehalten. Die Sonographie hat somit kaum eine Bedeutung zum Nachweis von Carcinomata in situ.

6.2 Invasives Karzinom

Je nach Zell-Stroma-Relation haben die Karzinome ein unterschiedliches Erscheinungsbild bei der Sonographie. In etwa 90% kommen zellarme und bindegewebsreiche Karzinome vor. Sie sind sonographisch vorwiegend echoarm und daher gut im echoreichen Parenchym zu erfassen. Sonographisch präsentieren sie sich als homogene Befunde mit wenig Binnenechos. Handelt es sich um diffus wachsende Tumoren, können bizarr bis sternförmig gezackte Ränder entstehen, die zu diffu-

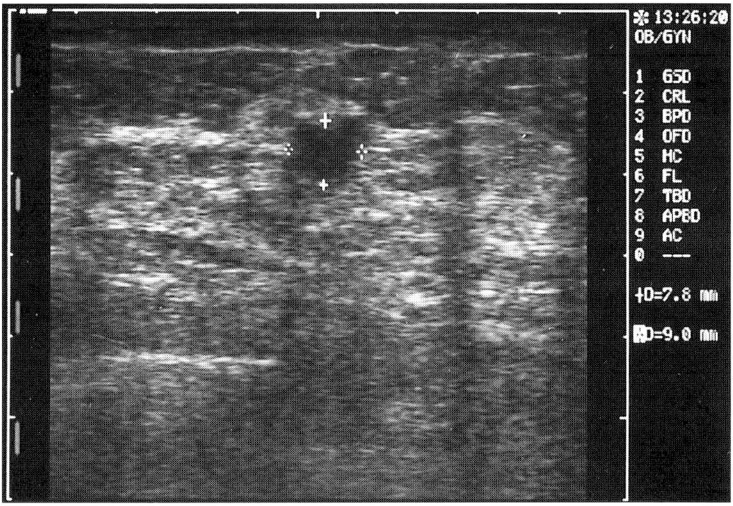

Abb. 6.**3** Kleines Mammakarzinom das die Cooper-Ligamente durchbricht

sen Schallreflexen mit Anhebung der Echogenität führen, was eine Abgrenzung des Befundes zur Umgebung erschweren kann. Dies ist oft bei lobulären Karzinomen der Fall. Das zellreiche Karzinom ist in seinem Frühstadium meist glatt begrenzt und weist die genannten Kriterien nicht auf. Sie verändern die Umgebungsarchitektur erst spät, was zur Fehlinterpretation verleiten kann.

Vielfach findet sich an den Tumorgrenzen bei einer Infiltration inhomogenes Gewebe, was zur mäßigen Anhebung der Echogenität führt. Diese ist mitbedingt durch die entzündliche Komponente und Immunreaktion des Körpers bezüglich der Infiltration.

Eine dorsale Schallabschwächung bis hin zur Schallauslöschung entsteht durch die fast vollständige Aufnahme der Schallenergie an der Tumoroberfläche oder durch Streuung innerhalb des Karzinoms. Diese trifft aber nicht immer für das zellreiche Karzinom zu. Hier kann das Auslöschphänomen abgeschwächt auftreten. Ein vollkommen ausgebildeter Schallschatten hinter einer Läsion kann diese oftmals wie ausgestanzt erscheinen lassen (Abb. 6.**3** und 6.**4**).

Das einseitige laterale Randschattenphänomen findet sich bei beiden Tumortypen gleichermaßen, ist aber kein wichtiges Hinweiszeichen auf die Dignität (Abb. 6.**5**). Die hier vorherrschende Refraktion der Schallwellen am Übergang von malignem in benignes Gewebe mit

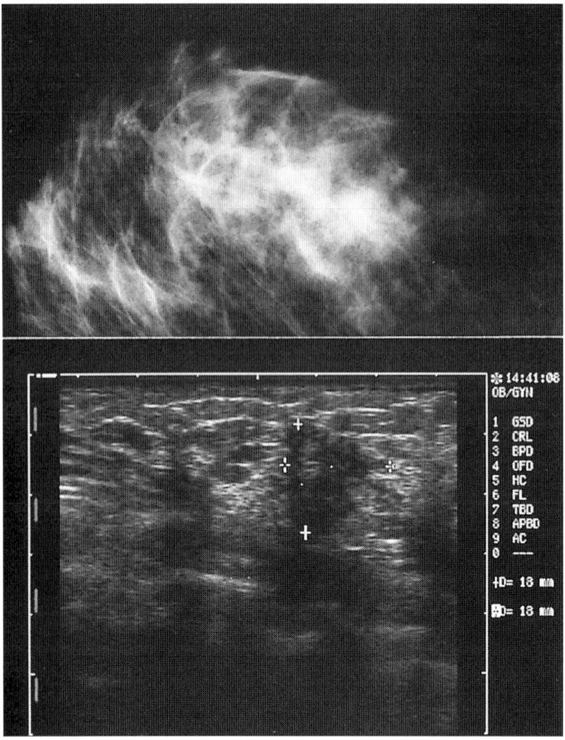

Abb. 6.**4** Mammakarzinom im Ultraschall und Mammogramm

Durchbruch der Septen führt zu diesem Erscheinungsbild. Bei sonst unauffällig sonographischem Erscheinungsbild kann es ein Hinweis auf ein malignes Geschehen sein.

Das Binnenverhalten ist je nach Zellreichtum des Befundes unterschiedlich. So präsentiert sich das zellreiche Karzinom oftmals mit plumpen, echoreichen Anteilen, während das stromareiche sich echoarm bis echoleer darstellen kann (Abb. 6.**6**).

Die Tumorform verändert sich bei beiden auf Druck mit der Hand oder dem Schallkopf kaum. Die Läsion lässt sich bedingt durch das invasive Wachstum im Gewebe kaum oder nicht verschieben. Liegt das Malignom nahe der Haut, kann dies zu einem Plateauphänomen, zur Hauteinziehung oder zu einem Peau d'Orange führen (Tab. 6.**2**).

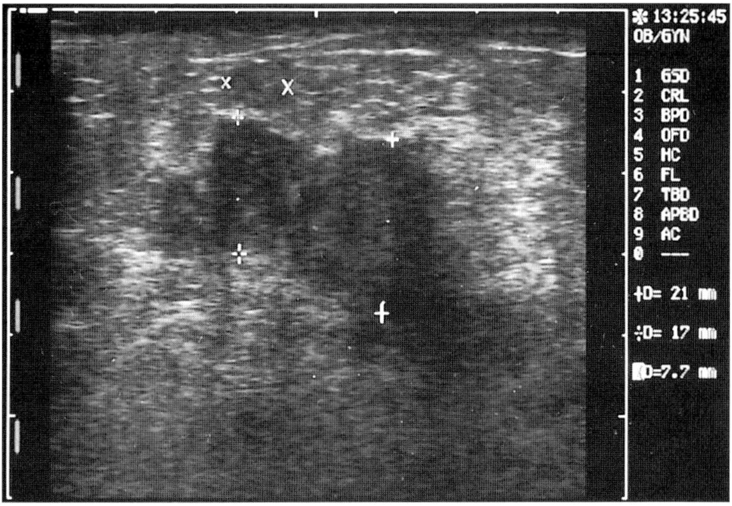

Abb. 6.**5** Mammakarzinom mit dorsaler Schallabschwächung und einseitigem Schallschatten

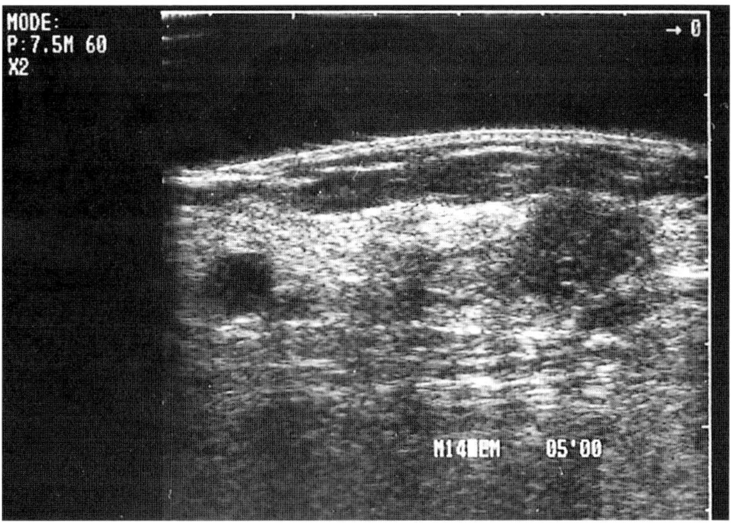

Abb. 6.**6** Mammakarzinom mit unscharfer Randbegrenzung

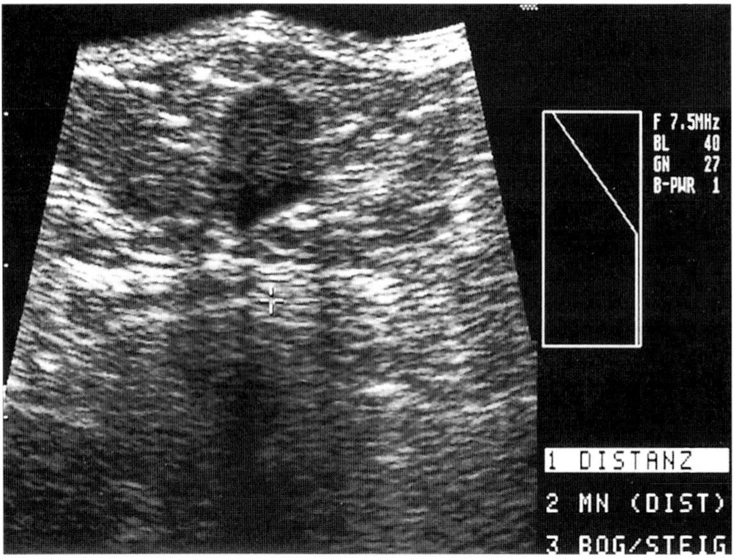

Abb. 6.**7** Mammakarzinom mit indifferenter Binnenstruktur. Es liegt eine zentrale Nekrose vor

Tab. 6.**2** Sonomorphologie maligner Mammatumoren

Sonomorphologie	Schallausprägung
Echogenität	echoarm/Binnenmuster
Tumorachse	senkrecht/indifferent
Randsaum	gezackt/schmal/breit
lateraler Randsaum	selten/einseitig
dorsales Schallverhalten	Abschwächung/Auslöschung
Komprimierbarkeit	nicht vorhanden
Umgebungsarchitektur	gestört/Septendurchbruch

Wird das Karzinom erst in einem fortgeschrittenen Stadium diagnostiziert, so finden sich im sonographischen Erscheinungsbild kaum Unterschiede zwischen zellreichem und stromareichem Karzinom. Das Tumorzentrum stellt sich meist, aufgrund der zentralen Nekrosen, echoarm bis echoleer dar (Abb. 6.**7**). Die Randbegrenzung ist vielfach unförmig und bei einem schnellen Wachstum kann es zu einer als Kapsel imponierenden Begrenzung kommen.

6.3 Andere Karzinome

Alle weiteren Veränderungen in der Brust, die histologisch unterschieden werden können, sind seltener als die bisher aufgeführten und ähneln sich sonomorphologisch, so dass sie gemeinsam abgehandelt werden sollen. Es wird in diesem Abschnitt auf medulläres, muzinöses, papilläres Karzinom, malignen Phylloidestumor, Lymphom, inflammatorisches Karzinom, Morbus Paget, sowie multizentrisches und multifokales Karzinom eingegangen.

Medulläres oder **muzinöses Karzinom** ist oft vom Fibroadenom schwer zu unterscheiden, da beide neben der glatten Randbegrenzung auch eine dorsale Schallverstärkung aufweisen können. Die Tumorachse und das Verhalten zum Umgebungsgewebe ähneln dem eines Fibroadenoms. Ein hilfreiches Hinweiszeichen kann das zentrale Schallverhalten sein, das auf Grund des Gewebetyps oder zentraler Nekrosen meist echoarm ist. Da es dem Fibroadenom sehr ähnelt, sollte bei unklarem Befund ein Kontrollintervall von 1–2 Monaten vorgeschlagen werden oder eine großzügige Abklärung erfolgen.

Intraduktale Veränderungen wie **Papillome** können, wenn auch nicht häufig, entarten. Sonographisch lassen sie sich in erweiterten Milchgängen, auffallende Kaliberschwankungen oder Abbrüche der Duktuli nachweisen. Sie können den Milchgang vollkommen auskleiden oder auch als homogene, teils zystische fokale Erweiterungen imponieren. Häufig finden sich intraduktale Kalkablagerungen die ebenfalls mammographisch auffallen. In wenigen Fällen kann die Zytopunktion weiterhelfen. Der offenen Biopsie sollte aber der Vorzug gegeben werden. Wächst ein primär intraduktaler Befund in die Umgebungsarchitektur ein, so sind die nachweisbaren sonomorphologischen Veränderungen denen eines invasiven Malignoms gleich.

Der **maligne phylloide Tumor** fällt meist zuerst durch sein schnelles Wachstum auf. Seine Abgrenzung zur Umgebung wird durch eine glatte Kapsel gebildet. Im Ultraschallbild ist diese ebenso gut nachweisbar wie die echoarme, mäßig homogene Binnenstruktur. Er ähnelt einem Fibroadenom. Eine Punktion sollte wegen der Gefahr einer möglichen Verschleppung von Zellmaterial bei bekannt hoher Rezidivrate unterbleiben, der Befund sollte operativ entfernt werden.

Seltener als mit der Mammographie werden mittels Ultraschall **intramammäre Lymphknoten** erfasst (Abb. 6.**8**). Sie sind vorwiegend im axillanahen Bereich lokalisiert. In ihre Sonomorphologie sind sie denen in der Axilla gleich. Die Unterscheidung, ob ein Lymphknoten unauffällig oder maligne befallen ist, bedarf der Erfahrung des Untersuchers. Die befallenen Lymphknoten weisen nicht selten noch das typische

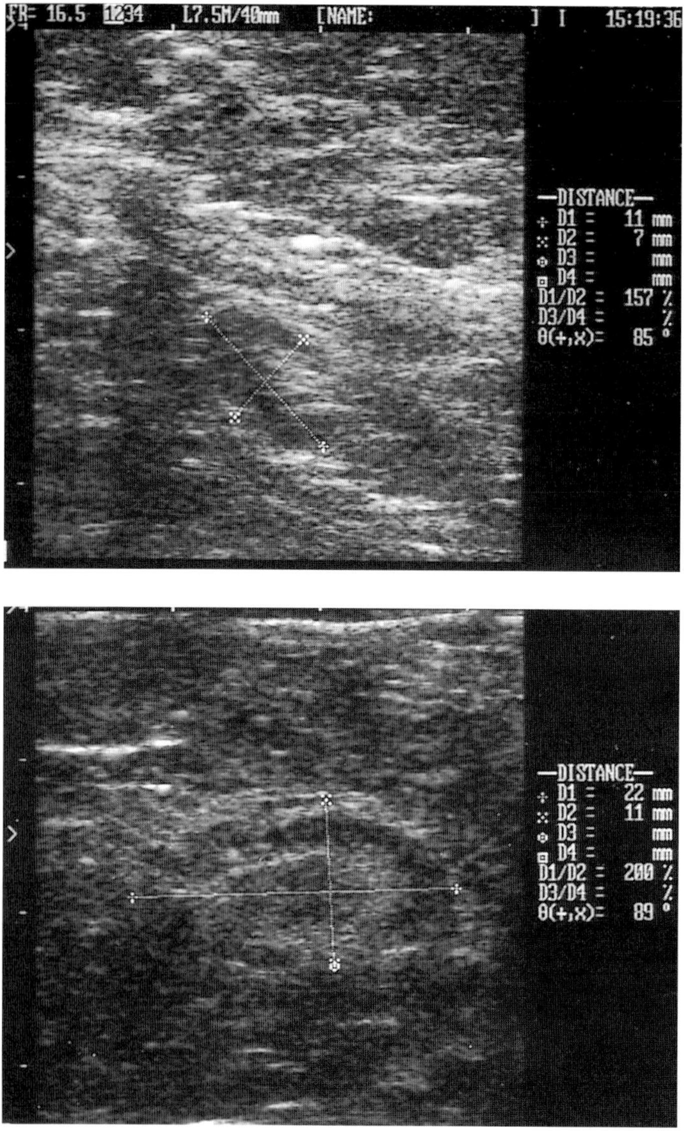

Abb. 6.**8** Lymphknoten zwischen vorderer Axillarlinie und Drüsenkörper

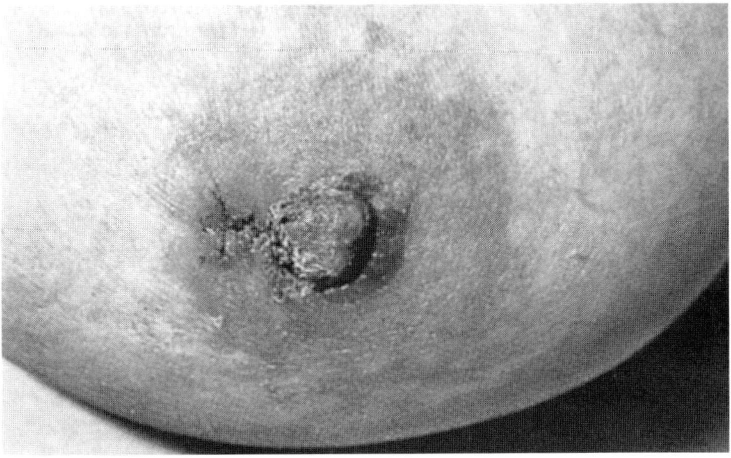

Abb. 6.**9** Schuppig belegte Mamille bei Morbus Paget

bohnenförmige Erscheinungsbild auf, im Vergleich zum normalen Lymphknoten ist sonographisch aber die charakteristische Unterteilung in Rinde und Mark nicht mehr möglich. Das dorsale Schallverhalten ist indifferent. Eine Zytopunktion oder operative Abklärung sollte angestrebt werden.

Die Diagnose des **Morbus Paget** wird weitgehend unter Einsatz der Zytologie bei nässender oder ulzerierter Mamille gestellt (Abb. 6.**9**). Dieser Tumor besitzt häufiger eine invasive als eine In situ Komponente. Sonographisch zeigt der Morbus Paget nur wenig Auffälligkeiten. Meist finden sich erweiterte Milchgänge mit zentralem Binnenecho im retromamillären Bereich. Auch auffällige Wandverdickung im Bereich der Duktuli können auf diesen Befund hinweisen.

Beim **inflammatorischen Mammakarzinom** fallen zuerst Rötung und Überwärmung der Haut auf (Abb. 6.**10**). Diese kommt durch die Entzündung sowie die oft vorhandene subkutane Lymphangiosis carcinomatosa zustande (Abb. 6.**11** und 6.**12**). Die exakte Diagnose kann anfangs schwierig sein, insbesondere wenn kein eigentlicher Herd abgrenzbar ist. Bei der sonographischen Kontrolle der Axilla sind oft veränderte Lymphknoten darstellbar, wie sie auch bei einer Entzündung vorzufinden sind. Es ist daher angebracht eine Abklärung insbesondere der Lymphknoten ggf. durch Zytopunktion vorzunehmen (Tab. 6.**3** und 6.**4**).

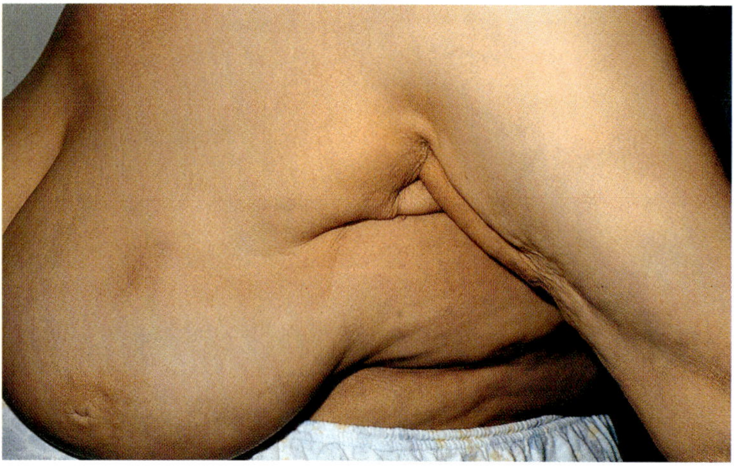

Abb. 6.**10** Gerötete Brustregion bei inflammatorischem Mammakarzinom

Tab. 6.**3** Merkmale des inflammatorischen Mammakarzinoms

keine histologische Entität
oft als Erysipel imponierend
Häufigkeit: ca. 1 % der Mamma-NPL's

Tab. 6.**4** Stigmata bei einem inflammatorischen Mammakarzinom

diffuses Wachstum
erweiterte Lymphbahnen
rascher Lymphknotenbefall
vergrößerte Lymphknoten
netzförmige Zeichnung des Gewebes
kein umschriebener Tumorschatten
rasche Größenzunahme des Tumors
eingesenkte Mamille
Peau d'Orange

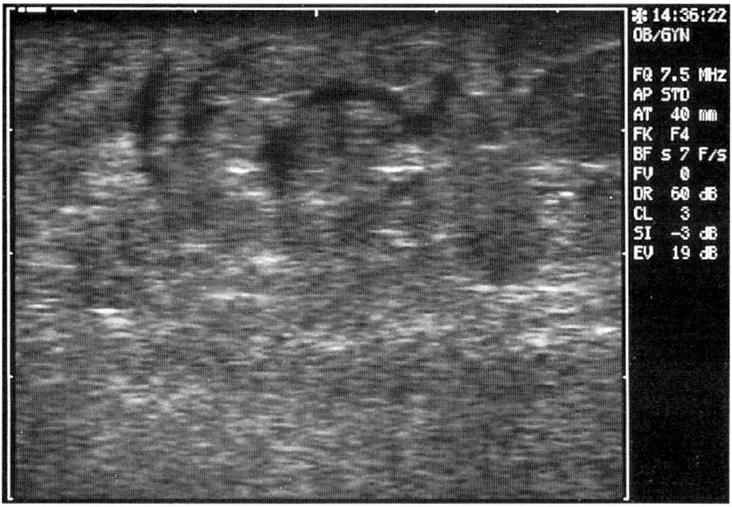

Abb. 6.**11** Leichte Lymphangiosis bei inflammatorischem Mammakarzinom

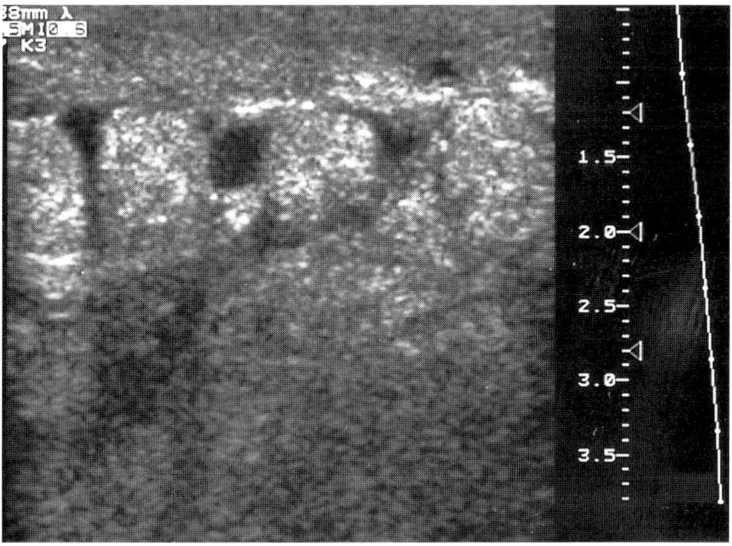

Abb. 6.**12** Ausgeprägte Lymphangiosis bei inflammatorischem Mammakarzinom

6.4 Multizentrisches und multifokales Geschehen

In der Mammographie gelingt der Nachweis von multiplen Karzinomknoten im Brustdrüsengewebe in ca. 40% der später histologisch bestätigten Ergebnisse. In der Literatur sind für das Vorkommen mehrerer Herde in der Brust Angaben von 30–60% zu finden. Unterschieden werden muss das multifokale vom multizentrischen Geschehen. Die **Multifokalität** umfasst alle Tumoren der Brust die in einer Entfernung bis zu 2 cm zum Tumorrand des Primärtumors im gleichen Segment oder Quadrant gelegen sind. Nach Literaturangaben kommt dies im Tumorstadium T1 in ca. 25% vor. Für das Stadium T2 werden ca. 40% angegeben. Werden außerhalb des betroffenen Quadranten im restlichen Brustdrüsengewebe noch Karzinomherde gefunden, spricht man von **Multizentrizität.** Es muss bedacht werden, dass 50% der multizentrischen Karzinome auch eine Multifokalität aufweisen.

Sonographisch imponieren kleine multizentrische oder multifokale Karzinomherde wie der Primärtumor (Abb. 6.**13**). Herde mit einem Querschnitt von wenigen Millimetern können ein uncharakteristisches Aussehen besitzen und nur als echoarme Befunde auffallen. Daher ist es bei der präoperativen Vorbereitung von Interesse zusätzlich zu dem Primärherd auffällige Strukturen zu lokalisieren um sie mit entfernen zu können. Manchmal kann die weiträumige Umschneidung des Primärtumors vorteilhaft sein. Bei Verdacht auf ein multifokales oder multizentrisches Geschehen kann eine präoperative Zusatzuntersuchung durch eine Magnetresonanztomographie hilfreiche Informationen liefern. Es muss berücksichtigt werden, dass bei ca. 45% der multizentrischen Mammakarzinome bilaterale Herde auftreten können.

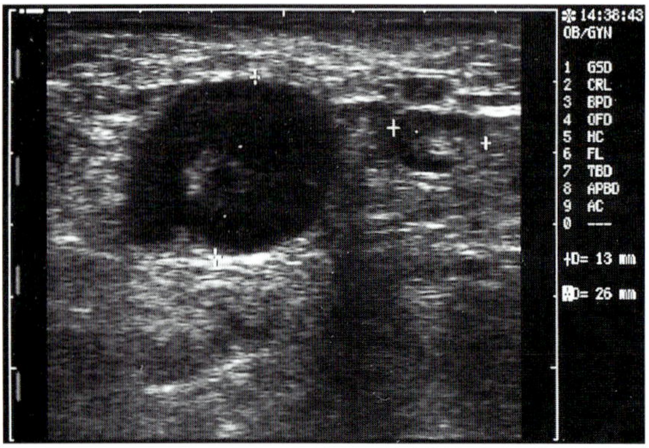

Abb. 6.**13** Mammatumor mit einseitigem lateralen Schallschatten. In direkter Nachbarschaft ein weiterer kleiner Befund. Es handelte sich um ein muzinöses Mammakarzinom

7 Axillasonographie

7.1 Grundlagen

Die Sonographie der Achselhöhle sollte obligatorisch zu jeder mammasonographischen Untersuchung gehören. Bei Verdacht auf Malignität oder anderweitige Erkrankungen können Lymphknotenstationen im Bereich von Hals, der Supra- und Infraklavikulargrube und der parasternalen Region zusätzlich sonographisch untersucht werden (Abb. 7.**1**).

Häufig hat der Anfänger beim Erlernen der Axillasonographie Probleme. Dies liegt meist an der vermeintlichen Unübersichtlichkeit. In der Axilla lassen sich mit einiger Übung die Strukturen eindeutig darstellen, so dass eine gute Orientierung möglich ist. Unauffällige Lymphknoten finden sich häufig nur im dynamischen Bild. Wenn man Erfahrung gesammelt hat, lässt sich fast jeder Lymphknoten in der Achselhohle darstellen. Sie sind mit dem Rosenmüller Lymphknoten der Leiste vergleichbar. Achselhöhlen und Leiste sind zentrale Stellen, an denen Lymphe aus den Extremitäten filtriert wird. Entzündungen im Bereich der Arme führen daher nicht selten zu einer Lymphknotenreaktion, die sonographisch nachgewiesen werden kann.

Vor der Sonographie sollte die Palpation der Axillaregion erfolgen. Hier gibt es Tastbefunde, die nur sichtbar gemacht werden können, wenn sie durch Palpation genau lokalisiert wurden. Für die Axillasonographie wird derselbe Schallkopf wie für die Mammasonographie eingesetzt. Schallköpfe mit einer Breite über 6 cm können vor allem bei Narbenbildung oder schlanker Axilla hinderlich sein.

7.2 Untersuchungsablauf

Wie für die Mammasonographie gibt es auch für die Axillasonographie verschiedene Vorgehensweisen. Wir schlagen einen Untersuchungsablauf vor, der sich an anatomischen Leitstrukturen der Axilla orientiert. Der Patient wird wie bei der Mammasonographie gelagert, das heißt in Rückenlage mit eleviertem Arm. So kann direkt nach der Sonographie der Mamma, die der Axilla erfolgen (Abb. 7.**2**).

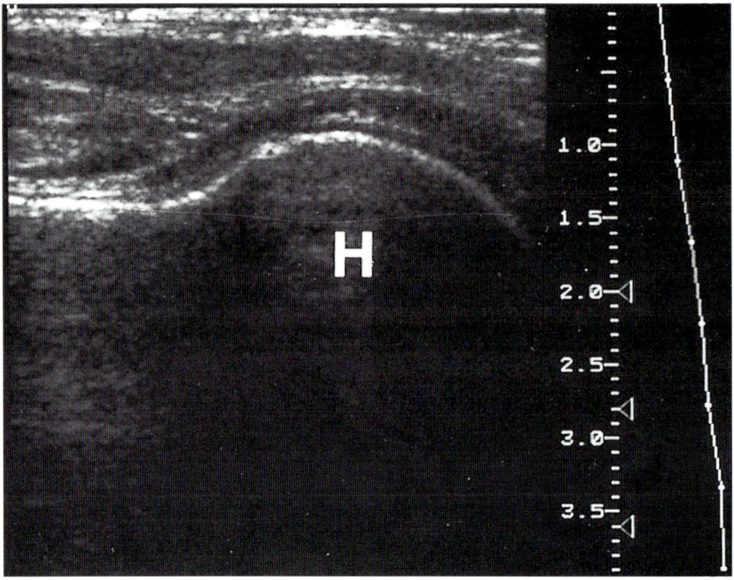

Abb. 7.**1** Darstellung des Humeruskopfes als obere Begrenzung bei der Axillasonographie

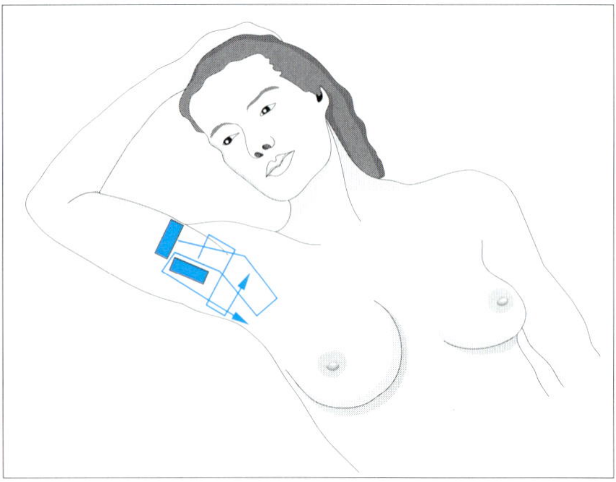

Abb. 7.**2** Systematische Untersuchung der Axilla in zwei mäanderförmigen Bahnen

Zu Beginn des Untersuchungsvorganges wird der Humeruskopf aufgesucht. Dies kann mit Blickkontakt auf die Axilla erfolgen. Danach sollte die Aufmerksamkeit uneingeschränkt dem Ultraschallmonitor gelten, um keine pathologischen Strukturen zu übersehen. Hat man den Humeruskopf im Querschnitt dargestellt, wird er in die Bildmitte gebracht. Dabei kann auf dem gleichen Bild meist die Pulsation der A. axillaris erkannt werden. Die V. axillaris wird meist durch den Druck mit dem Schallkopf komprimiert und erst dann sichtbar, wenn der Ultraschallkopf entlastet wird, ohne dass die Ankoppelung abbricht. Die Vene befindet sich unterhalb der Arterie. Nun kann der Schallkopf nach kaudal geführt werden, wobei die Axillargefäße und vor allem deren Umgebung genauere Beobachtung finden. In ihrem weiteren Verlauf ziehen die Axillargefäße unter die Pektoralismuskulatur. Den Muskel erkennt man im Ultraschall eindeutig an der Faszie, die den M. pectoralis major vom minor trennt.

Im anschließenden Untersuchungsschritt wird der Schallkopf auf dem M. pectoralis nach kaudal geführt, so dass der gesamte Muskel abgebildet wird. Hierbei sollte vor allem die Region unter dem M. pectoralis begutachtet werden. Der Schallkopf wird so weit nach kaudal geführt, bis Brustdrüsengewebe und ein ovalärer Rippenanschnitt erscheinen. Dann kann der Scanner nach lateral verschoben werden, damit der Muskelrand nun an der kontralateralen Bildseite sichtbar bleibt. Der Schallkopf wird anschließend wieder nach kranial bewegt bis der Humeruskopf erneut sichtbar wird. Mit einem 5 cm breiten Schallkopf hat man nun die Axilla in 2 Bahnen umfassend dargestellt. Bei schmaleren Schallköpfen oder kräftig ausgebildeter Axilla können weitere Bahnen erforderlich werden, um das gesamte Axillagewebe zu überprüfen.

Ist dieser Teil der Untersuchung abgeschlossen, wird der Schallkopf um 90° gedreht und die Axillagefäße sowie deren Umgebung nochmals im Längsverlauf dargestellt. Bei dieser Manipulation sollte der Schallkopf am lateralen Rand des M. pectoralis geführt werden. Die Bewegungen des Schallkopfes sollten nicht starr erfolgen, sondern sich den anatomischen Gegebenheiten wie z.B. Hautfalten anpassen, um immer eine optimale Ankoppelung des Schallkopfes an das Gewebe zu gewährleisten.

Die sonographische Zuordnung zu den unterschiedlichen Level der Axilla gelingt gut, wenn diese durch den M. pectoralis als Schallfenster untersucht werden (Abb. 7.**3** – 7.**6**). Neben Lymphknoten können akzessorisches Drüsengewebe, Abszesse und selten auch eine Thrombose der Axillargefäße zur Darstellung gebracht werden.

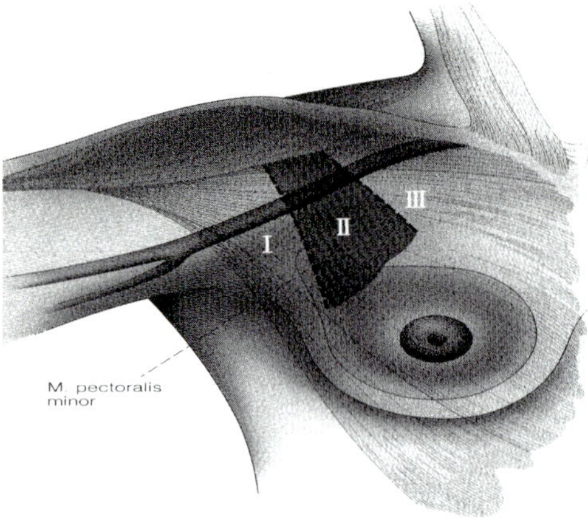

Abb. 7.**3** Level I bis III. In Lage zu dem Musculus pectoralis minor werden die Lymphknoten den unterschiedlichen Level zugeordnet (Bastert G.)

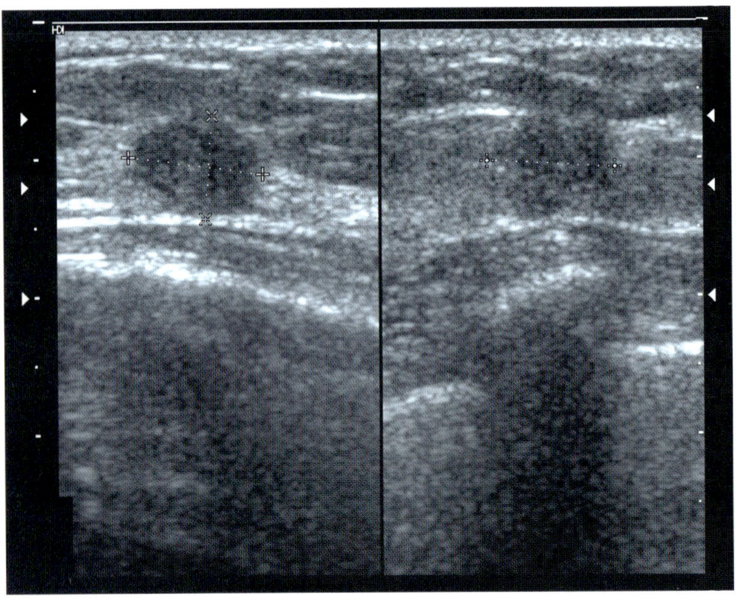

Abb. 7.**4** Lymphknotenmetastase in Level I

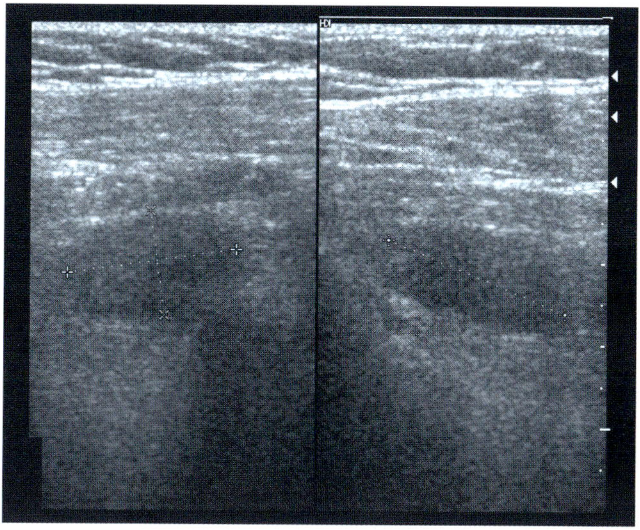

Abb. 7.**5** Lymphknotenmetastase in Level II. Die Pektoralismuskulatur zeigt die trennende Faszie zwischen Pectoralis major und minor

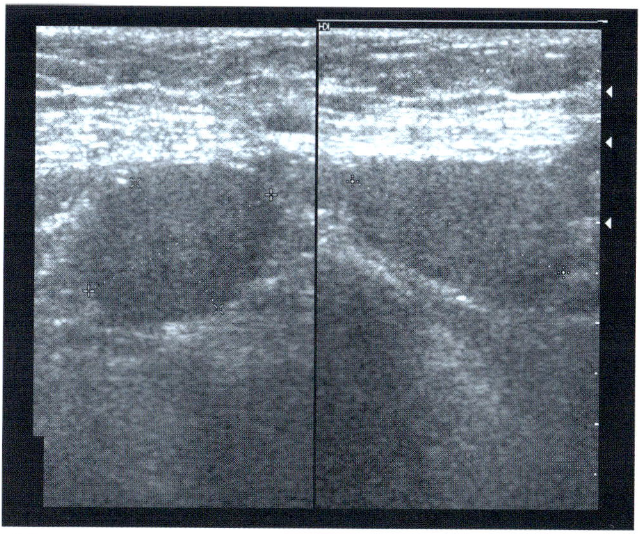

Abb. 7.**6** Lymphknotenmetastase in Level III. Dieser Befund liegt medial vom Musculus pectoralis minor

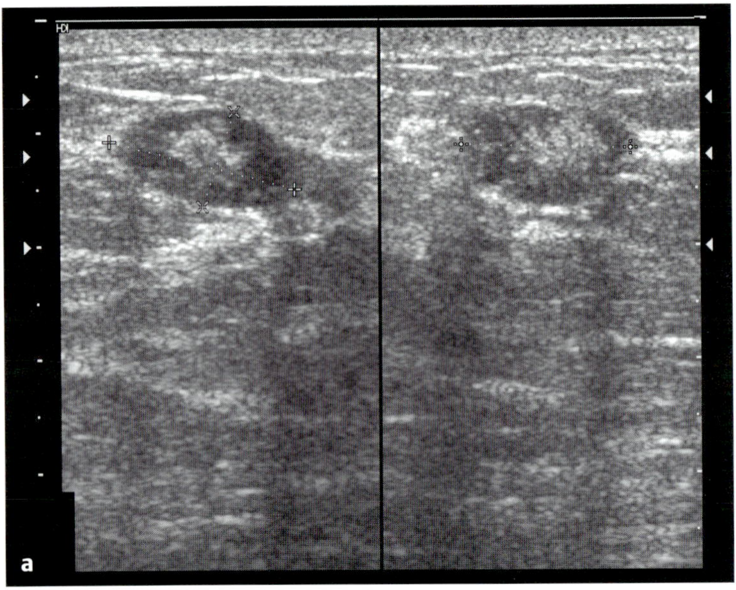

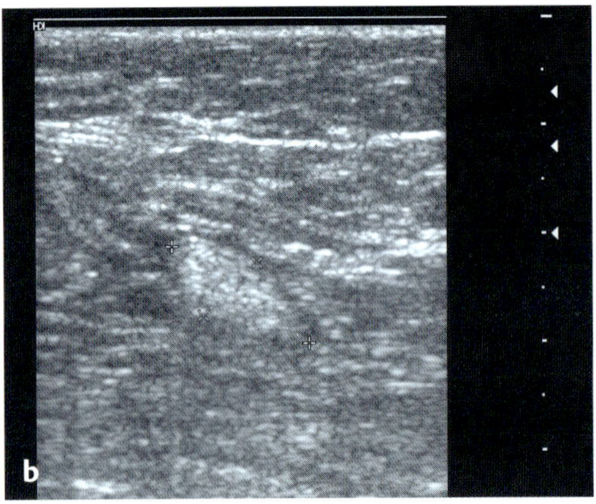

Abb. 7.**7 a, b** Unauffällige Lymphknoten. Im Bild A typischer Target-Lymphknoten. Im Bild B Lymphknoten mit schmalem echoarmen Randsaum und echoreichem Mark

7.3 Lymphknotendarstellung

Der Lymphknoten hat eine typische Makroanatomie, die im Ultraschall darstellbar ist. Er besteht aus Mark- und Rindenregion. Die peripheren Lymphgefäße münden in der Rindenregion. Hier befinden sich hauptsächlich Lymphozyten. Diese Region ist daher zellreich und stellt sich im Ultraschall echoarm bis echoleer dar (Abb. 7.**7**).

Der Lymphknoten wird durch Blutgefäße versorgt die zentral in der Markregion enden. Mit einem hoch auflösenden Ultraschallgerät kann dies sichtbar gemacht werden. In der Markregion sammelt sich die Lymphe und verlässt mit den Blutgefäßen den Lymphknoten. Der Markbereich ist zellarm und stellt sich sonographisch echoreich dar. Aufgrund seines typischen Aufbaus wird der normale Lymphknoten Target- oder Schießscheibenlymphknoten genannt. Er ist oval bis diskusförmig und seine durchschnittliche Größe beträgt ca. 12 – 20 mm im Längs- und 8 – 15 mm im Querdurchmesser. Die Oberfläche ist allseits glatt abgrenzbar. Der Rindenbereich stellt sich als schmaler Saum dar. Bei einer Entzündung kann die Rinde sich breiter darstellen und der Lymphknoten sich insgesamt vergrößern (Tab. 7.**1**).

Tab. 7.**1** Dignitätskriterien zur Beurteilung von Lymphknoten

	benigne	maligne
Form	oval	rund
Markregion	echodicht	aufgehoben
Größe	< 2 cm	> 2 cm
Kapsel	glatt	durchbrochen
Blutgefäße	einzeln, zentral	zahlreich, diffus

Im Alter lassen sich Lymphknoten nachweisen, die vollständig echoreich aussehen, was einer Normvariante entsprechen kann. Wir bezeichnen ihn als fettig degenerativen Lymphknoten. Er hat keinerlei krankhaften Stellenwert (Abb. 7.**8**).

Bei der Metastasierung eines Lymphknotens durch ein Karzinom wird die echoreiche Markregion verändert. Die übliche ovale Form rundet sich zunehmend ab und er kann ein Wachstum erfahren (Abb. 7.**9**).

Im fortgeschrittenen Stadium des Befalls wird die glatte Lymphknotenkapsel durchbrochen und die Lymphknoten lagern sich als Konglomerat zusammen. In der Farbsonographie lassen sich dann diffuse Gefäße vor allem in der Rindenregion darstellen.

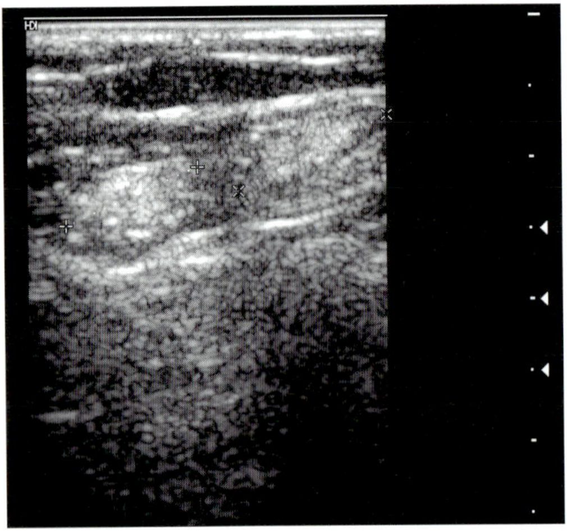

Abb. 7.**8** Fettig degenerativer Lymphknoten

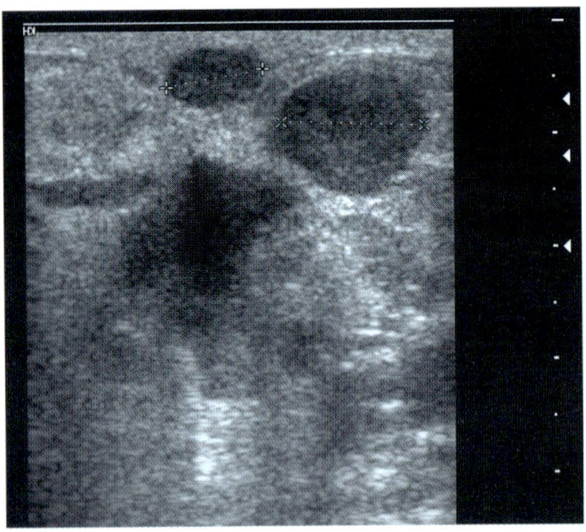

Abb. 7.**9** Lymphknotenmetastasen. Der zentrale Lymphknoten hat keine glatte Abgrenzung mehr

In Tabelle 7.**1** sind die Dignitätskriterien aufgeführt. Es muss berücksichtigt werden, dass nicht ein Kriterium allein die Diagnose einer Lymphknotenmetastase ausmacht. So kann ein runder 8 mm großer Target-Lymphknoten genauso unauffällig sein wie ein 20 mm großer. Es können auch Lymphknotenmetastasen nachgewiesen werden, obwohl noch eine Markregion darstellbar ist. Der Untersucher muss bei der Beurteilung des Lymphknotens alle Kriterien berücksichtigen, um zur Gesamtdiagnose zu kommen.

Unbestritten ist, dass ein erfahrener Untersucher eine höhere Treffsicherheit als ein Anfänger besitzt. Es wurden zahlreiche Arbeiten mit einer relativ hohen Sensitivität und Spezifität veröffentlicht. In einer eigenen Studie konnten wir im Durchschnitt nur eine Sensitivität von 65,0% erreichen. Das mag wohl daran liegen, dass die Daten im Routinebetrieb von Untersuchern mit unterschiedlichem Ausbildungsstand erhoben wurden und nicht von Spezialisten alleine. In der Technik erfahrene Untersucher hatten dabei bessere Resultate als die weniger erfahrenen. Die Untersuchung wurde prospektiv durchgeführt.

Für die Zahl der falsch-negativen Fälle, vor allem bei Patienten bei denen nur wenige Lymphknoten befallen waren, haben wir folgende Erklärung. In den Fällen früher Metastasierung, wenn sich relativ wenige Karzinomzellen im Lymphknoten befinden, kann die Lymphknotenarchitektur noch nicht verändert sein. Es kann mit Kriterien der Sonographie aber nur eine fortgeschrittene Metastasierung nachgewiesen werden. Wenn die Diagnose Lymphknotenmetastase per Sonographie gestellt wurde, traf sie mit hoher Wahrscheinlichkeit zu, was die Spezifität von 93,4% belegt.

Die falsch-positiven Fälle sind erklärbar mit einer Entzündungsreaktion. So lassen sich auch bei einer Mastitis oder einer AIDS-Infektion große echoleere Lymphknoten nachweisen, die alle Kriterien einer Malignität erfüllen. In solchen Fällen ist eine Kontrolluntersuchung oder Feinnadelbiopsie nach Abklingen der Entzündung sinnvoll.

8 Farb- und Dopplersonographie

8.1 Grundlagen

Zur Beurteilung von Tumoren unterschiedlichster Genese wird seit vielen Jahren mit zunehmender Frequenz die Farb- und Dopplersonographie eingesetzt. Durch den Nachweis von Gefäßen in der Tumorumgebung oder im Tumor selbst, können Veränderungen erfasst werden, die auf die Dignität schließen lassen. Auch Messungen der Blutflussgeschwindigkeit können zur Differenzialdiagnostik beitragen. Bei aller Euphorie, die um diese Methode aufkam, ist es nicht angebracht, sie als etabliert oder gar sicher in der Beurteilung von Mammatumoren anzusehen. Sie wird in Fachkreisen noch sehr kontrovers diskutiert. In diesem Buchabschnitt wird nur auf die wesentlichsten Grundlagen dieser Untersuchungstechnik eingegangen.

Die biologische Grundlage für die Farb- und Dopplersonographie ist in der Tatsache begründet, dass jedes Gewebe zur Durchblutung oder zum Wachstum eine gewisse Anzahl von Gefäßen benötigt. Da die meisten malignen Tumoren gut durchblutet sind, muss eine gegenüber dem normalen Gewebe verstärkte Neoangiogenese stattfinden. *Folkman* beschrieb 1992, dass jeder Tumor ab einem Volumen von 1–2 mm^3 eine eigene Gefäßversorgung benötigt. Er unterteilt diese in die prävaskuläre und vaskuläre Phase. Während eine Metastasierung in der prävaskulären Phase mit langsamem Wachstum selten ist, kommt sie in der vaskulären Phase bei rapidem Wachstum häufig vor. Die Gefäßneubildung erfolgt am Tumorrand oder innerhalb des aktiven Tumorgewebes. Es kommt zur Ausbildung irregulär wachsender Gefäße oder solcher, die mit anderen assoziieren. Sie können auch korkenzieherartig ausgebildet sein oder Kaliberschwankungen aufweisen. Auch arteriovenöse Shunts zwischen Gefäßen mit nachfolgendem verstärkten Blutfluss sind zu beobachten. Alleine der Nachweis auffälliger Gefäßveränderungen kann bei der Diagnostik hilfreich sein. Das Verfahren der Magnetresonanztomographie basiert auf der Beurteilung abnormer Vaskularisation unter Einsatz von paramagnetischem Kontrastmittel. Ein rascher Anstieg der Signalintensität, durch verstärkte Gefäßausbildung mit hervorgerufen, kann auf die mögliche Dignität des Tumors hinweisen.

Die Farb- und Dopplersonographie beruht auf dem Prinzip der Gefäßdurchblutung. Auch kleinste Gefäße können sichtbar gemacht werden, und die durch Erythrozyten erzeugte Frequenzverschiebung erlaubt eine Messung der Flussgeschwindigkeit innerhalb der Gefäße.

Aber nicht alle Gefäße lassen sich mit der Farbdopplersonographie erfassen. Dies liegt an der limitierten Empfindlichkeit der einzelnen Geräte und der Winkelabhängigkeit des Dopplerprinzips. So lassen sich Gefäße, die horizontal zum Dopplerstrahl verlaufen, besser erfassen als andere. Fließt das Blut in der Schallausbreitungsrichtung, so erhöht sich die Frequenzshift und die Signalerfassung wird verbessert.

Schon vor dem Einsatz der Farbdopplersonographie konnten mit hochfrequenten Continuous-wave-Dopplern (CW) mit Frequenzen zwischen 8 und 10 MHz die Parenchymgefäße von Tumoren auch im Brustdrüsengewebe untersucht werden. Die Schallköpfe waren meist als Stiftsonden ausgelegt und ermöglichten daher kein B-Bild. Eine Tiefenselektion der erfassten Gefäße war nicht möglich, was bedeutete, dass der Doppler „blind" über die Brust geführt werden musste. Es wurde eine Additionsmessung vorgenommen und das Ergebnis mit dem der kontralateralen Brust verglichen (Abb. 8.**1**). Die unterschiedlichen Durchblutungen in benignem und malignem Tumorgewebe ermöglichen eine Dignitätsbeurteilung, aber keine Diagnose. Eine Untersuchung nicht-tastbarer Befunde oder früher Karzinome ist mit dem CW-Doppler kaum möglich.

Durch den Einsatz der Duplexsonographie ist es möglich geworden, gleichzeitig ein B-Bild in Kombination mit gepulstem Doppler zu erzeugen. Eine Selektion der Gewebetiefe in der das zu untersuchende Gefäß sich befindet, ist durch Einstellung des Sample-volume oder dem Dopplerfenster möglich. Da dieses Verfahren im Schwarz-weiß-Modus arbeitet, gelingt es nicht, die Gefäße abzugrenzen, was die Untersuchung verlängert und erschwert. Auch kann nicht erwartet werden, dass alle

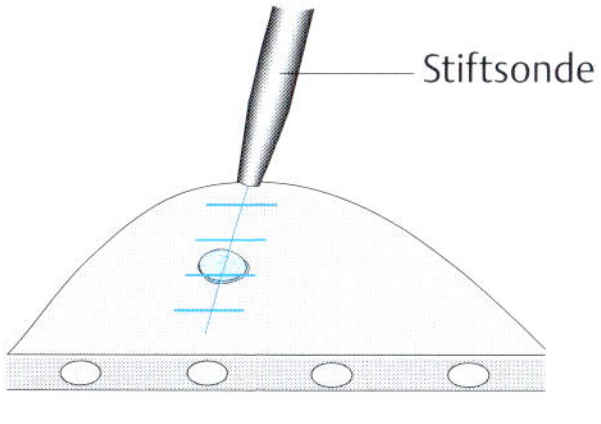

Abb. 8.**1** Schematische Darstellung der Signalerfassung beim CW-Doppler; alle Gefäße unterhalb der Stiftsonde werden gemeinsam ausgewertet

auffälligen Gefäße erfasst werden. Die mit diesem Verfahren sowie der CW- oder farbkodierten Duplexsonographie erfassbaren Parameter sind:

- A maximale systolische Geschwindigkeit (max v sys)
- B minimale enddiastolische Geschwindigkeit (min v dias)
- A/B Ratio Q = A/B; Quotient aus A und B
- Resistance Index (RI) RI = A – B/A
- Pulsatilitätsindex (PI) PI = A – B/Q

Mit der farbkodierten Dopplersonographie ist es möglich, im B-Bild Gefäße farbkodiert zu erfassen und gleichzeitig im Real-time-Verfahren bei vorgewähltem Sample volume dopplersonographische Untersuchungen auszuführen. Das zurückgeworfene Dopplersignal wird farblich kodiert dargestellt, wobei rot für den Blutfuß zum Schallkopf hin und blau für den sich vom Schallkopf entfernenden steht (Abb. 8.**2** und 8.**3**). Bei senkrecht auf das Gefäß auftreffendem Signal kommt es zwischen den Farben zu einem stichförmigen schwarzen Abschnitt, da hier keine Signalunterscheidung gelingt. Bei Einschaltung aller drei Darstellungstechniken ist der Bildaufbau verlangsamt, so dass es sich bewährt hat, das Sample volume so klein als nur möglich einzublenden, sich nur die Dopplerflusskurve ausgeben zu lassen und die beiden anderen Möglichkeiten eingefroren zu halten.

Der Untersuchungsablauf sollte so gestaltet sein, dass nach Erfassung des Tumors und guter Darstellung im B-Bild das Farbmode zugeschaltet wird. Das Sample volume ist anschließend aus dem oben genannten Grund klein zu wählen, dass die „region of interest" erfasst wird, bevor der Dopplermode zugeschaltet wird. Die dargestellte Dopplerkurve kann anschließend unter Ermittlung der bekannten Parameter ausgewertet werden (Abb. 8.**4** und 8.**5**).

Die Beurteilung der Dopplerkurven ohne zusätzlich errechnete Indizes bedarf der Erfahrung. Der hohe Gefäßwiderstand mit frühdiastolischer Einkerbung dem „Notching" kann als Hinweiszeichen auf eine muskuläre Wandstruktur des Gefäßes aufgefasst werden. Es ist aber bei vielen Gefäßen so schwach ausgebildet, dass es durchaus übersehen werden kann. Da bei einer raschen Neoangiogenose eines Gefäßes oft die Muskulatur fehlt, steht dieses Zeichen mehr für ein malignes als benignes Geschehen. Aber auch proliferierende Fibroadenome weisen oft eine verstärkte neoangiogenetische Gefäßreaktion gleich einem Karzinom auf. Deshalb kann eine hohe Flussgeschwindigkeit in Gefäßen nur eingeschränkt zur Unterscheidung zwischen benignem und malignem

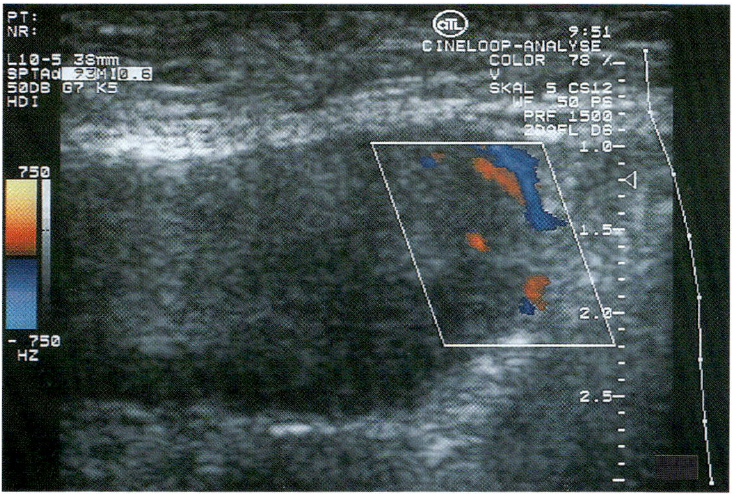

Abb. 8.**2** Gefäßdarstellung mit der Farbsonographie am Rand eines Fibroadenoms

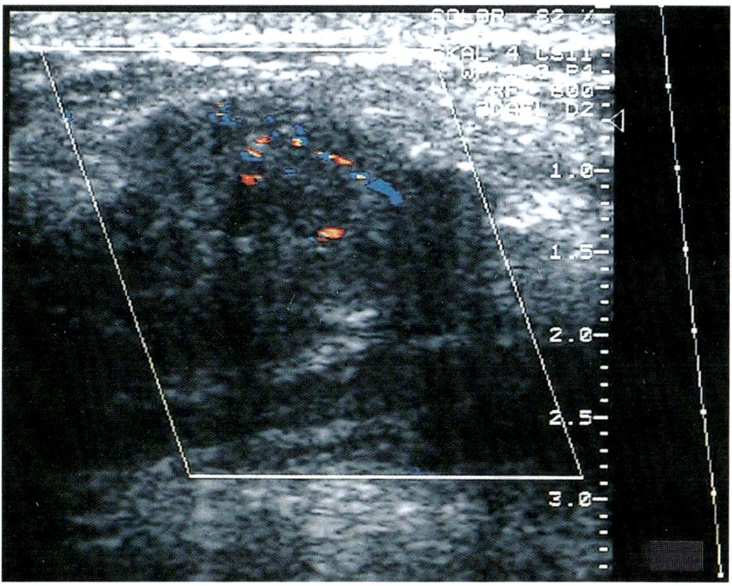

Abb. 8.**3** Gefäße innerhalb eines suspekten Mammatumors

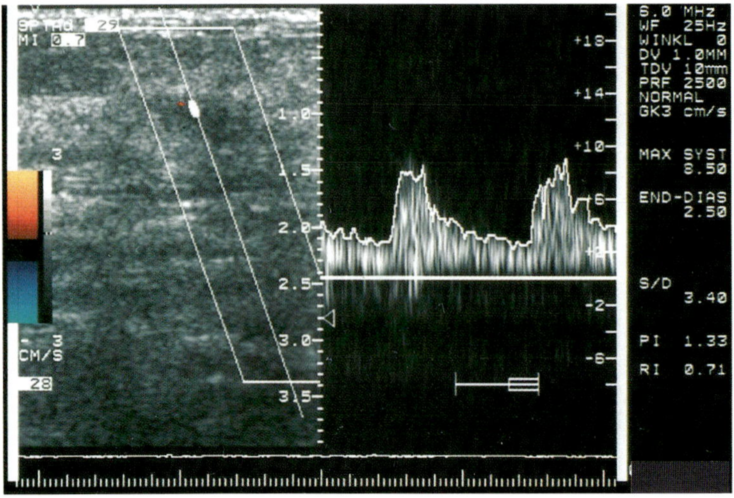

Abb. 8.**4** Dopplersignal bei kleinem Mammatumor

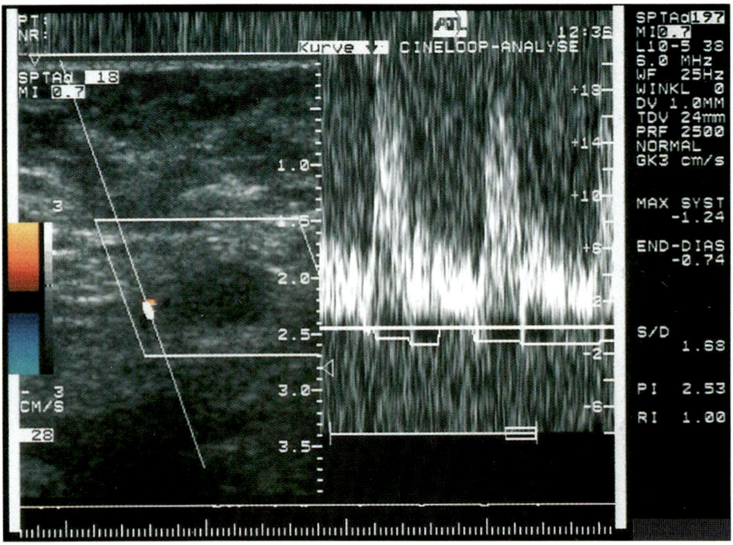

Abb. 8.**5** Dopplersignal eines Mammakarzinoms

Tumor herangezogen werden. Die in der Literatur hierzu veröffentlichten Mittelwerte haben einen sehr breiten Überlappungsbereich, so dass sie nur im Einzelfall weiterhelfen können. Da die Dopplerparameter bei der Differenzierung in benigne und maligne Tumoren kaum eine Rolle spielen oder eindeutige Aussagen erlauben, wird auf Angaben in der Literatur verwiesen.

Ein einfach zu kontrollierender Parameter scheint die Erfassung der Anzahl von Gefäßen im Tumor zu sein. Nach Literaturangaben soll hiermit eine bessere Vorhersage der Dignität gelingen. Diese Möglichkeit ist noch sehr zeitaufwendig und von der Erfahrung des Untersuchers abhängig. Die Entwicklung geht dahin, Techniken einzusetzen, die eine eigenständige Quantifizierung der Gefäßanzahl vornehmen (Abb. 8.**6** und 8.**7**). *Madjar* fand eine mittlere Gefäßzahl von 1,6 bei benignen Tumoren und von 11,3 bei Karzinomen.

Die Technik von Power-Doppler oder Ultraschallangiographie besteht auf dem Prinzip der Analysierung der Amplitude. Diese wird von der Menge der pro Zeiteinheit erfassten Blutzellaggregate und der Addition der verschiedenen Frequenzanteile als Mittelwertbildung bestimmt. Amplitudensignale sind rauschärmer als Frequenzverschiebungen, was dazu führt, dass mit höherer Verstärkung gearbeitet werden kann. Hierdurch wird eine sensitive und kontinuierliche Gefäßdarstellung gewährleistet. So werden Signale mit geringer Amplitude rot und mit hoher gelb dargestellt (Abb. 8.**8**). Durch bildtechnische Ausschaltung niedriger, unterhalb des Rauschens liegender Amplitudenanteile werden nur noch Signale veranschaulicht, die über dem Pegel des Rauschens liegen. Somit entfallen die Blauanteile und die Gefäße werden gelb unterlegt.

8.2 Befundbeurteilung

Eindeutige Hinweise auf die Dignität eines Mammatumors lassen sich in einem sehr hohen Anteil mit der Mammographie oder Mammasonographie erfassen. Die Farb- oder Dopplersonographie sollte nur in Zweifelsfällen Anwendung finden. Obwohl sie von vielen Untersuchern fast schon routinemäßig eingesetzt wird, hat sich ihr Stellenwert nicht verändert und sie bleibt eine nachgeordnete Technik im Bereich der Mammasonographie.

Bei glatt begrenzten Tumoren wie Zysten, Fibroadenomen lassen sich Gefäße vorwiegend im Randbereich des Tumors nachweisen. Befinden sich auch innerhalb des Tumors solche, muss ein homogener Anteil vorliegen. Dies kann differenzialdiagnostisch genutzt werden. In papillären Strukturen innerhalb einer Zyste lassen sich nicht selten Ge-

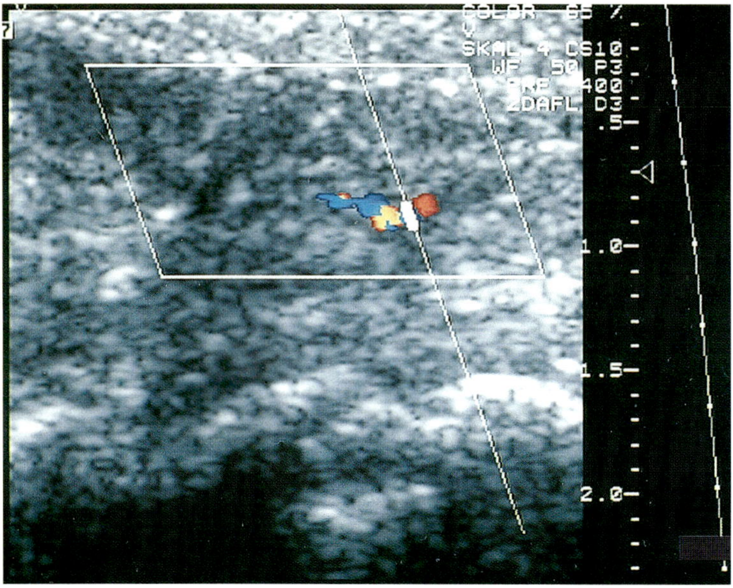

Abb. 8.**6** Geringe Farbreflexe (Pixel) innerhalb einer Läsion

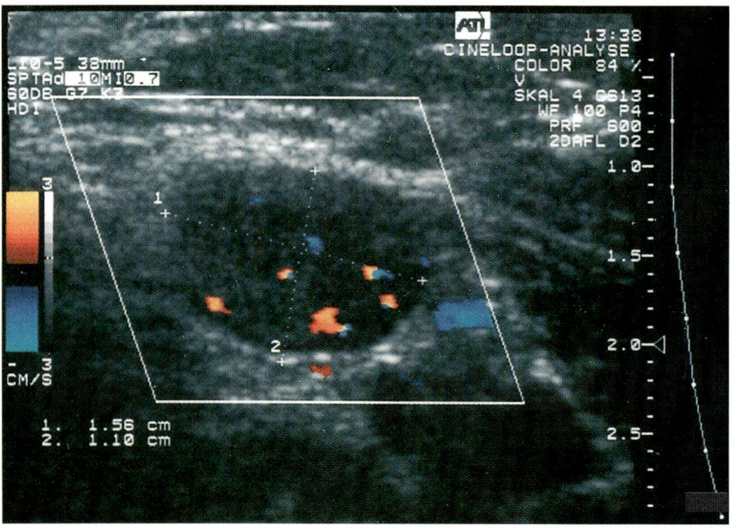

Abb. 8.**7** Gesteigerte Gefäßzahl innerhalb einer verdächtigen Mammaläsion

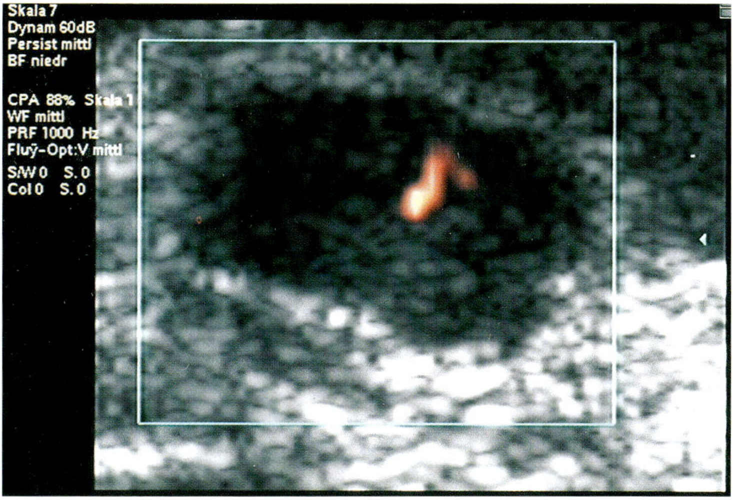

Abb. 8.**8** Gefäßdarstellung mit dem Power-Doppler

fäße darstellen, was eine operative Abklärung erforderlich macht. Fibroadenome weisen nicht selten Gefäße auf. Auffällige zentrale Gefäßanteile können auf eine ablaufende Proliferation hindeuten aber auch Zeichen auf einen phylloiden Tumor sein (Abb. 8.**9** und 8.**10**).

Karzinome haben fast überwiegend in ihrem Zentrum Gefäße, die unterschiedliche Querschnitte aufweisen können. Die Farbkodierung kann je nach Blutflussgeschwindigkeit stark variieren. Eine Ansammlung unterschiedlich weiter Gefäße oder solche mit deutlichen Kalibersprüngen können neben anderem ein Hinweiszeichen auf ein malignes Geschehen sein. Die Dopplerindizes helfen meist aufgrund der beschriebenen Probleme nicht weiter. Bei einem multifokalen oder multizentrischen Geschehen finden sich im Brustdrüsengewebe mehrere auffällig vaskularisierte Herde (Abb. 8.**11** und 8.**12**).

Im Verlauf einer brusterhaltenden Therapie können sich im Verlauf der Nachsorge besonders im Narbenbereich Probleme ergeben. Von großem Interesse ist es auch, mittels Sonographie Rezidive auszuschließen. Narben sind meist kaum oder nicht durchblutet. Finden sich innerhalb der Narbenregion Gefäße mit auffälligem Gefäßmuster, muss an ein Rezidiv gedacht werden (Abb. 8.**13**). Weitere Erkenntnisse können mit dem Einsatz eines Kontrastverstärkers zur verbesserten Gefäßdarstellung erreicht werden. Das gleiche Vorgehen bietet sich zur Beurtei-

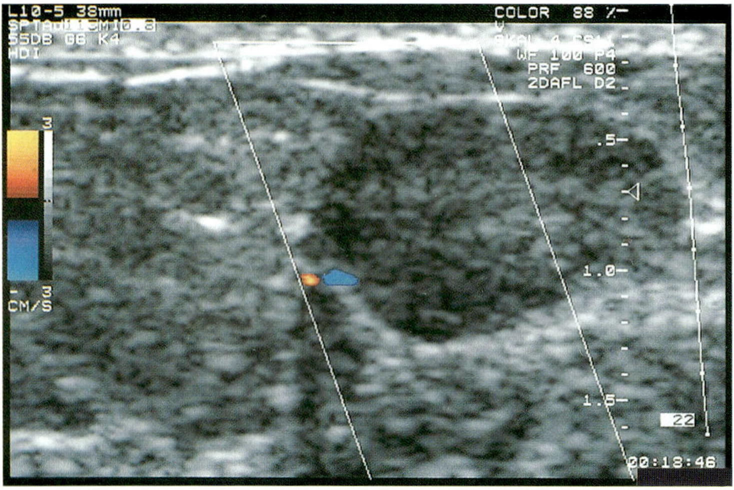

Abb. 8.**9** Randständiges Gefäß bei einem Fibroadenom

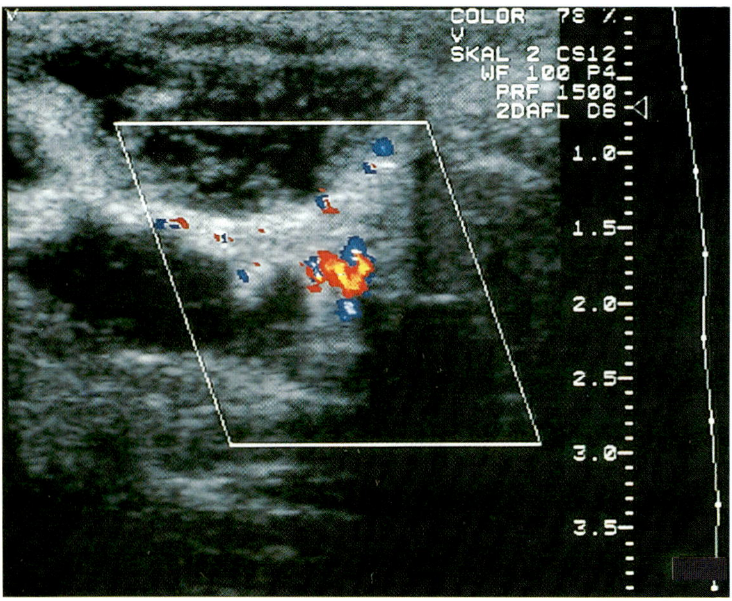

Abb. 8.**10** Gefäß innerhalb eines Septums bei Mastitis

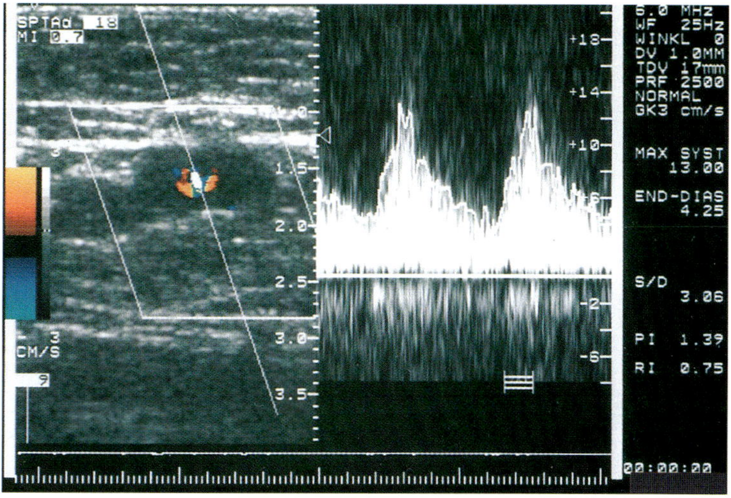

Abb. 8.**11** Erfassung von Dopplersignalen bei Mammakarzinom

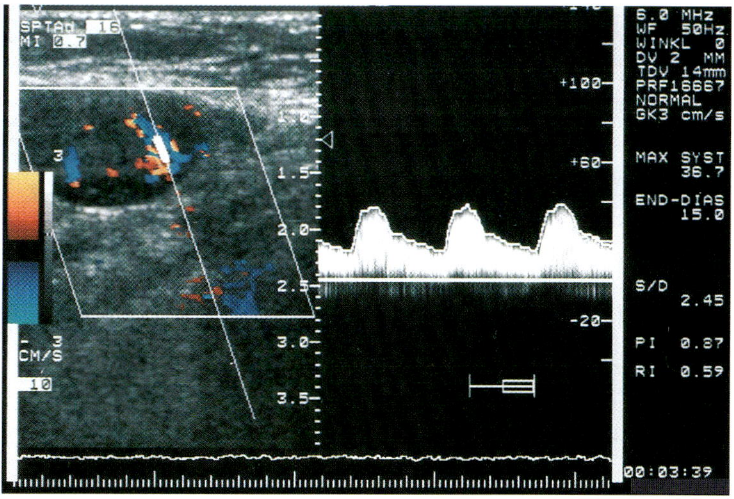

Abb. 8.**12** Dopplersignal bei malignem Mammatumor

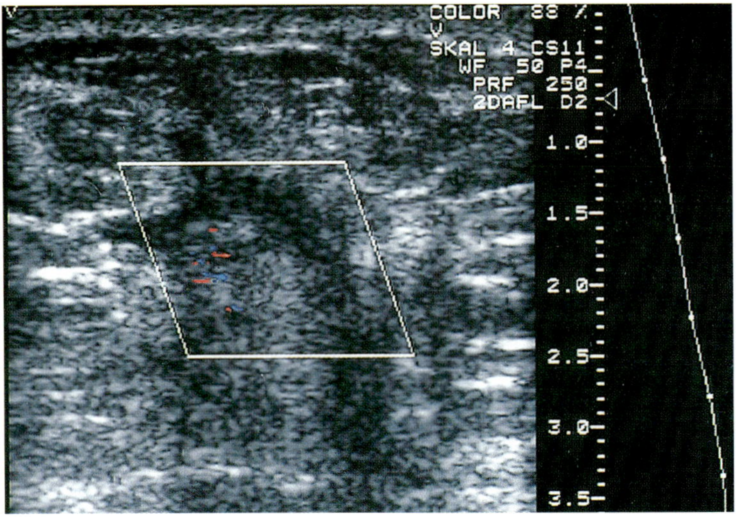

Abb. 8.**13** Farbreflex innerhalb einer Narbe nach Mammaoperation

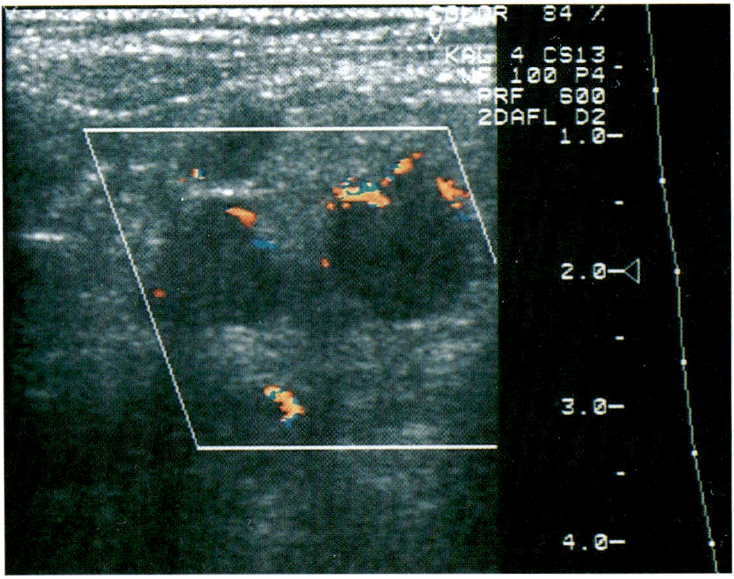

Abb. 8.**14** Gefäßpräsens an metastatisch befallenen Lymphknoten

lung postoperativer Narben nach Operation an, wenn es sich um einen benignen Tumor gehandelt hat.

Die Beurteilung von Lymphknoten bedarf der Erfahrung des Untersuchers. Bohnenförmig ausgeprägt unauffällige Lymphknoten haben üblicherweise eine Gefäßeinsprossung im Bereich des Hilus. Bei nachweisbar verstärkter Durchblutung in diesem Bereich oder innerhalb des Lymphknotens muss an eine Metastasierung gedacht werden (Abb. 8.**14**). Die gleichen Veränderungen können aber auch bei entzündlich veränderten Lymphknoten vorgefunden werden. Besonders wichtig ist der Nachweis auffälliger Lymphknoten im Bereich der A. mammaria interna oder retrosternal, da hier bei Mammakarzinomoperationen keine routinemäßige operative Sanierung vorgenommen wird.

Im Verlauf einer Chemotherapie bei operativer Sanierung eines Mammakarzinoms kann die Farbsonographie unterstützend verwendet werden. Wichtig ist es die Tumorgröße sowie die zu erwartende Durchblutungsminderung im Tumorgewebe zu überwachen. Zeigt sich nach 2 – 3 Chemotherapiezyklen keine Veränderung der Parameter bezüglich einer Tumor-Response kann eine fehlende Ansprechbarkeit vermutet und eine Änderung der Therapie überdacht werden.

8.3 Kontrastsonographie

Ein in Kombination mit der Farb- und Dopplersonographie einsetzbares Verfahren zur Kontrolle der Gefäßsituation im Gewebe stellt die Echokontrastsonographie dar. Sie kann als additive Methode im Ablauf einer farbsonographischen Kontrolle bei auffälligen Befunden eingesetzt werden. Durch intravenöse Kontrastmittelgabe lassen sich ähnliche Fragestellungen bearbeiten, wie dies mit der Magnetkontrasttomographie der Fall ist. Der Einsatz eines Kontrastverstärkers, in die Blutbahn eingebracht, erlaubt es innerhalb eines begrenzten Zeitraumes auch kleine Gefäße darzustellen (Abb. 8.**15** und 8.**16**). Diese Technik kann hilfreich bei der Differenzierung von Tumorgewebe, Rezidiven oder Geschehen innerhalb einer Narbe sein. Von Bedeutung ist bei der Befundinterpretation die rechtzeitige Erfassung des Signalverstärkers sowie der dynamische Zeitablauf zwischen Anflut- und Auswaschphase. Derzeit gibt es aber noch keine technische Möglichkeit, diese Parameter unabhängig vom optischen Eindruck zu registrieren. Bei Karzinomen oder Rezidiven findet sich in einem hohen Anteil der untersuchten Fälle eine verstärkte Durchblutung des Karzinomgewebes (Abb. 8.**17** und 8.**18**). Unsere Erfahrungen mit dieser Technik haben gezeigt, dass nur in der Hand des Erfahrenen eine verwertbare Aussage gelingt und sie nur der Abklärung von Problemfällen vorbehalten bleiben sollte.

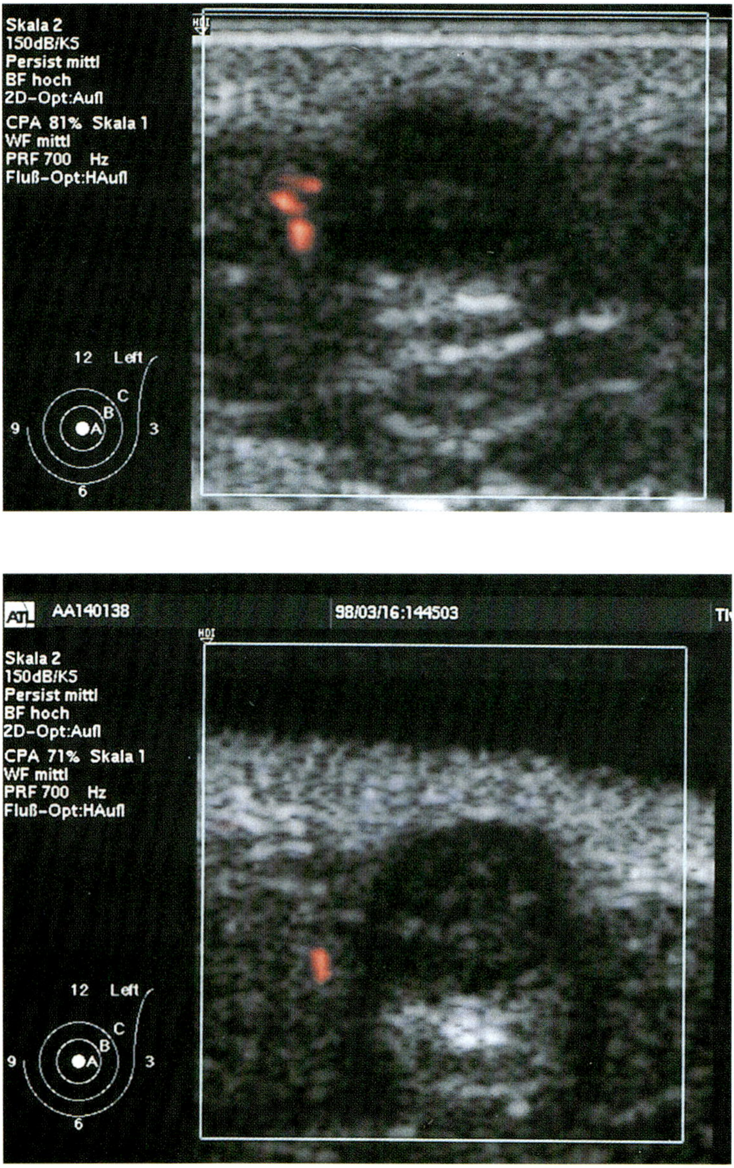

Abb. 8.**15** Vergleich der Gefäßdarstellung mit Kontrastmittel (oben) und ohne Kontrastmittel (unten)

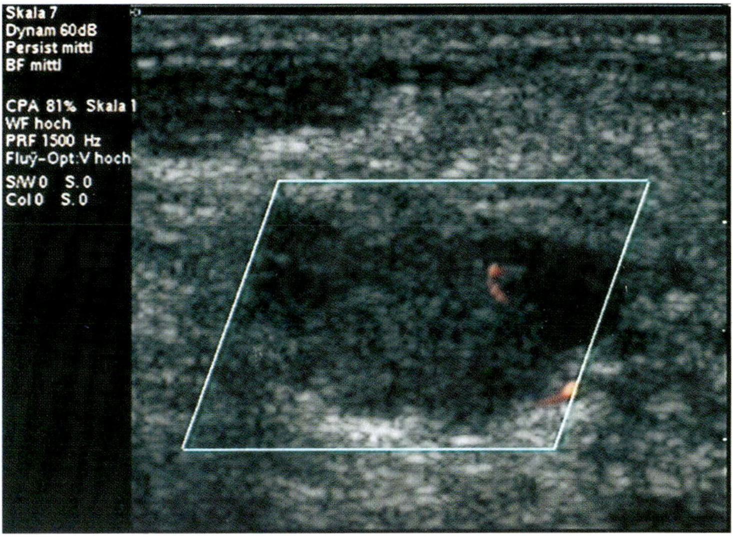

Abb. 8.**16** Gefäßdarstellung innerhalb eines auffälligen Befundes unter Verwendung von Kontrastverstärker

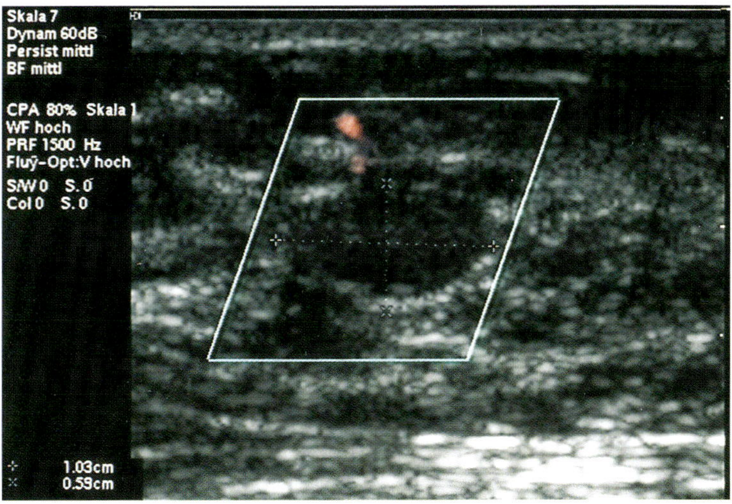

Abb. 8.**17** Kleine Gefäße am Rand einer Läsion, die erst durch den Einsatz des Kontrastverstärkers dargestellt werden konnten

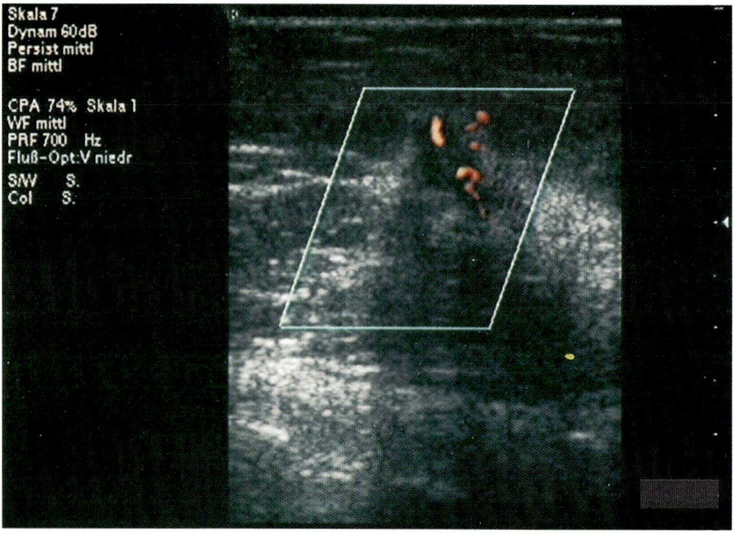

Abb. 8.**18** Spiralig angeordnete Gefäße in einem Karzinom, die erst nach Injektion eines Kontrastverstärkers sichtbar wurden

9 Interventionelle Möglichkeiten der Mammasonographie

Mammographie und Mammasonographie ermöglichen es, viele abklärungsbedürftige Befunde in der Brust festzustellen. Aber nicht alle müssen unter Einsatz einer offenen Biopsie überprüft werden. Hierzu stehen die nicht-invasiven Verfahren Zytopunktion, High-Speed-Stanze, Core-Cut-Biopsie, Vakuumaspiration oder die Kontrastmittelsonographie als Ergänzungsmöglichkeit zur Verfügung. Hierdurch können zum einen zahlreiche operative Biopsien bei benignen Befunden vermieden, zum anderen eine bessere operative Planung bei malignen Herden vorgenommen werden.

9.1 Aspirationszytologie

Die Aspirationszytologie sollte stets unter sonographischer Sicht erfolgen. Nur so wird gewährleistet, dass der Tumor auch optimal erfasst wird. Es sollte eine Nadel zwischen 20 und 40 Gauge eingesetzt werden, die länger als jene zur Blutabnahme ist. Hierdurch ist eine größere Eindringtiefe und Bewegungsradius bei der Punktion gegeben. Die Haut sollte zur Punktion desinfiziert werden. Zur Ankopplung des Schallkopfes verwenden wir ebenfalls Desinfektionsflüssigkeit. Eine Lokalanästhesie ist nur in Ausnahmefällen erforderlich. Möglichkeiten der Zytopunktion sind in Tab. 9.**1** dargestellt.

Unter sonographischer Sicht ist es möglich die Nadel gezielt in den Tumor einzuführen (Abb. 9.**1**). Der Befund sollte zur Punktion in seiner größten Ausdehnung so optimal wie möglich dargestellt werden. Die

Tab. 9.**1** Möglichkeiten der Zytopunktion

liquide RF	solide RF
Zysten	Fibroadenome
Serome	Lymphknoten
Lymphozelen	Karzinomrezidiv

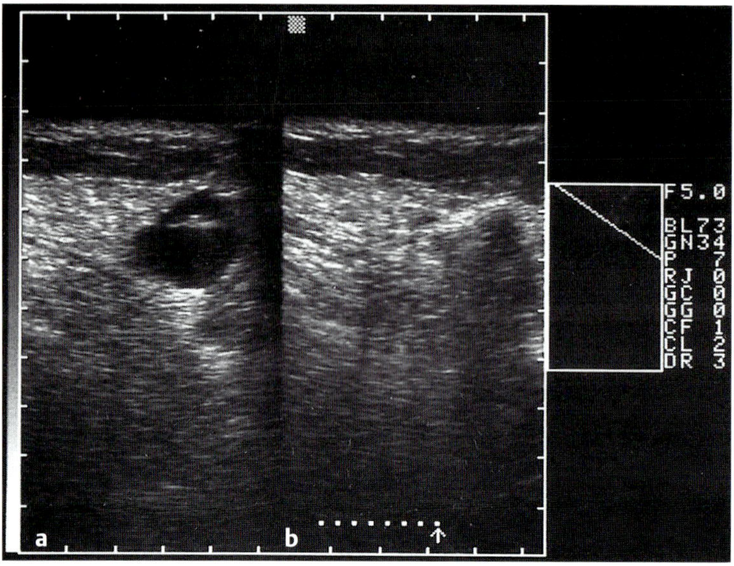

Abb. 9.**1** Zyste mit zentral liegender Nadel **a** vor und **b** nach der Aspiration

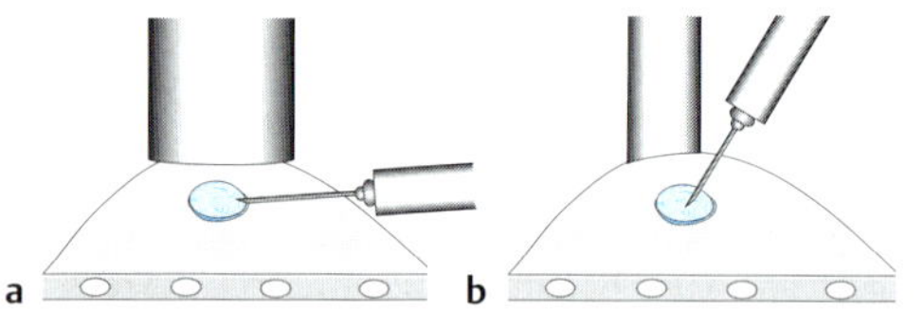

Abb. 9.**2** Schemazeichnung zur Darstellung der richtigen Punktion von Tumoren unter Ultraschallsicht: **a** optimale Einstellung, **b** Nadel zu steil

Nadel wird dann unterhalb der Auflagefläche des Schallkopfes parallel zu dessen Längsachse unter die Haut gebracht. Die Einstichstelle sollte ca. 2 – 3 cm vom Rand des Scanners entfernt in Höhe des Tumors liegen. Hierbei wird eine optimale Schallreflexion der Nadeloberfläche ermöglicht, und diese ist dann eindeutig über ihre gesamte Länge nachweisbar (Abb. 9.**2 a, b**). Wird die Nadel in einem Winkel von mehr als 30° zur Längsachse des Schallkopfes ins Gewebe eingeführt nimmt die Schallreflexion der Nadel ab. Die Punktion mit Einbringen der Nadel zur Querachse des Schallkopfes sollte unterlassen werden, da hierbei die Nadel nur sichtbar wird, wenn sie den Schallstrahl direkt unter dem Schallkopf passiert. Sie ist während des gesamten Punktionsvorganges nur als kleiner echoreicher Nadelquerschnitt nachweisbar und kann daher nicht gezielt geführt werden.

Ist die Punktionsnadel zielgenau platziert, kann bei zystischen Tumoren die Flüssigkeit angesaugt werden. Handelt es sich um einen soliden Befund, wird Tumorgewebe unter fächerförmigen und schiebenden Bewegungen aspiriert. Dies erfolgt mit Unterdruck durch die auf die Nadel aufgesetzte 5 – 10-ml-Spritze. Ist der Punktionsvorgang beendet, kann die Nadel aus dem Gewebe gezogen werde. Kurz bevor sie die Haut verlässt, sollte der Unterdruck aufgehoben werden, um zu vermeiden, dass aspiriertes Material die Nadel verlässt und erschwert aus der Spritze asserviert werden muss. Flüssigkeit verbleibt in der Spritze und homogenes Zellmaterial wird auf einen Objektträger aufgetragen und nach Angaben des Labors behandelt. Es kann luftgetrocknet (Mai-Giemsa-Grünwald-Färbung) und auch mit Lösungsmittel (Papanicolaou-Färbung) fixiert werden.

Es gibt durchaus von den beschriebenen Techniken abweichende Möglichkeiten zur Punktion und zum Fixieren. Wichtig ist stets, dass der Untersucher sie als sicher einschätzt. Hilfreich kann es sein, wenn bei der Punktion eine weitere Person anwesend ist, und den Schallkopf fixiert, so dass die Punktion vom Untersucher ausgeführt werden kann. Auch der Einsatz einer Aspirationshilfe ist möglich (Abb. 9.**3**).

Die Zytologie ermöglicht in 70 – 85 % eine Aussage zur Dignität des Tumors. Um diese Ergebnisse zu erzielen, ist eine enge Kooperation zwischen Untersucher und Zytologen notwendig.

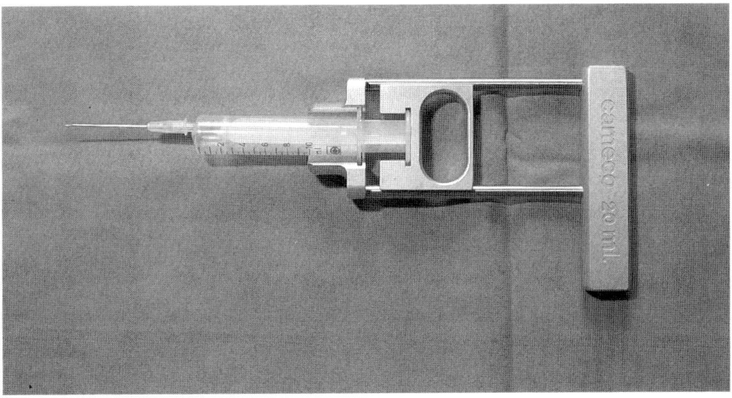

Abb. 9.**3** Aspirationshilfe mit Spritze und Nadel

9.2 Stanzbiopsie

Die Abklärung der Dignität bei homogenem Gewebe kann unter Einsatz einer **Cor-Cut-Biopsie, High-Speed-Stanzbiopsie** oder **Vakuumaspirationsbiopsie** erfolgen. Da Cor-Cut-Biopsie und High-Speed-Stanzbiopsie ähnliche Methoden sind, soll nur die High-Speed-Stanzbiopsie näher beschrieben werden. Diese kann ambulant in Lokalanästhesie ausgeführt werden.

Nach Desinfektion der Haut wird der Tumor von einem Helfer in größtem Durchmesser eingestellt und die Lokalanästhesie an der für die Punktion optimalen Stelle gesetzt (Tab. 9.**2**). Eine Stichinzision der Haut ist selten notwendig. Sie kann mehr störend als hilfreich sein, da die vorgegebene Perforationsstelle für die Nadel anschließend keine Variationsmöglichkeiten mehr bei der Punktion bietet. Der Einsatz eines Führungstrokars, der wie beschrieben ein Verschleppen von Zellmaterial vermeiden soll, wird von uns nicht benutzt. Bei benignen Befunden entfällt dieses Kriterium und bei malignen Tumoren erfolgt stets eine Nachtherapie ggf. in Form einer Bestrahlung. Eine lokale Metastase in der Umgebung des Stichkanals haben wir bisher nicht beobachtet.

Das Einbringen der Nadel erfolgt wie bei der Zytopunktion beschrieben unter Ultraschallsicht. Der Ultraschallkopf wird von einem Helfer über dem größten Querschnitt des Tumors platziert und nicht mehr bewegt (Abb. 9.**4**). Zur Punktion wird eine 16–18 Gauge Hohlnadel mit Trokar verwendet die im Bereich der Nadelspitze eine Aussparung besitzt. Hat die Punktionsnadel mit der Spitze den Tumor erreicht, kann die Hochgeschwindigkeitsstanze ausgelöst werden. Sie dringt in den Tumor ein, gibt die Aussparung des Trokars frei und schiebt die äußere

Tab. 9.**2** Untersuchungsablauf zur histologischen Abklärung eines Tumors mit der High-Speed-Stanze

Mammographie
Mammasonographie
Lokalanästhesie
Punktion unter US
Druckverband
SS-Histologie
Paraffinhistologie
Nachkontrolle

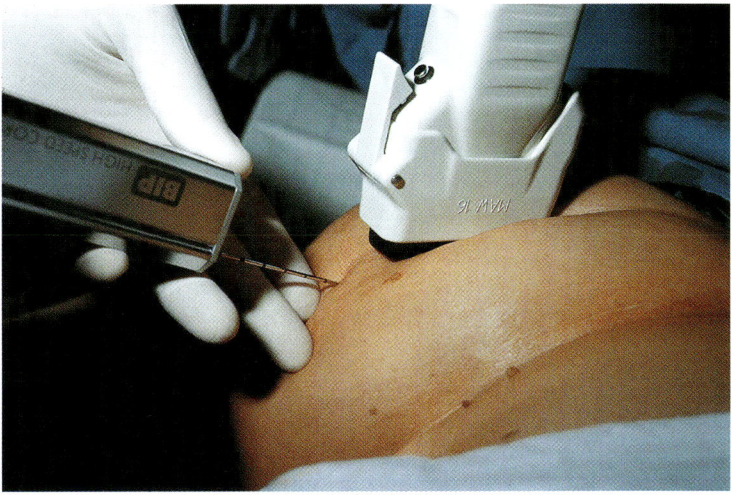

Abb. 9.**4** Nadelführung unter Ultraschallsicht zur High-Speed-Stanze

Hülle der Nadel wieder darüber. Das so herausgestanzte Gewebestück kann nach Entfernen der Nadel aus dem Gewebe gewonnen werden (Abb. 9.**5** – 9.**7**).

Im Allgemeinen reicht das Herausstanzen von 2 – 3 Zylindern aus, um diese zur Histologie und bei Karzinomverdacht zur Rezeptorbestimmung zu verwenden. Die Wunde wird mit einem Pflaster versehen und die Patientin komprimiert für ca. 20 min den Punktionsbereich mit der Hand oder dem angewinkelten Arm. Hämatome oder Entzündungen treten selten auf, hingegen sind kleine direkt unter der Haut gelegene Blutergüsse häufiger.

Unsere Ergebnisse mit der Methode sind gut. Bei über 300 Untersuchungen hatten wir nur 3 falsch-negative Befunde. Komplikationen traten keine auf. Wir setzen die Technik zur Abklärung von Tumoren jeder Dignität ein. Bei Karzinomverdacht wird sie überwiegend zur Bestätigung der Diagnose vor primärer Chemotherapie oder zum Einsparen von Operationszeit verwendet.

Die sonographisch gesteuerte Vakuumaspirationsbiopsie wird in gleicher Weise wie die High-Speed-Stanze durchgeführt. Eine Lokalanästhesie ist hierzu stets erforderlich. Mit ihr gelingt es, größere Zylinder als mit den anderen Methoden zu entfernen. Es ist daher möglich, Tumoren mit einem Querschnitt bis zu 10 mm vollständig zu entfernen, aber auch Kalkablagerungen zu aspirieren.

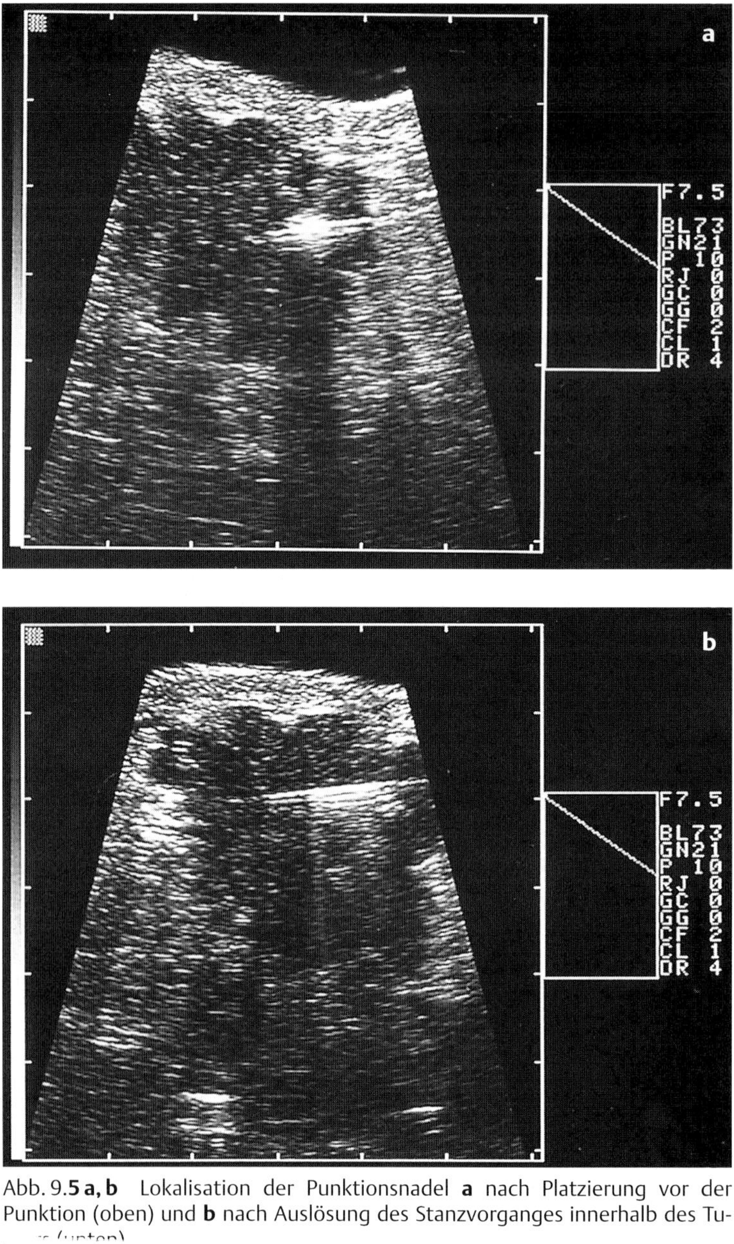

Abb. 9.**5 a, b** Lokalisation der Punktionsnadel **a** nach Platzierung vor der Punktion (oben) und **b** nach Auslösung des Stanzvorganges innerhalb des Tumors (unten)

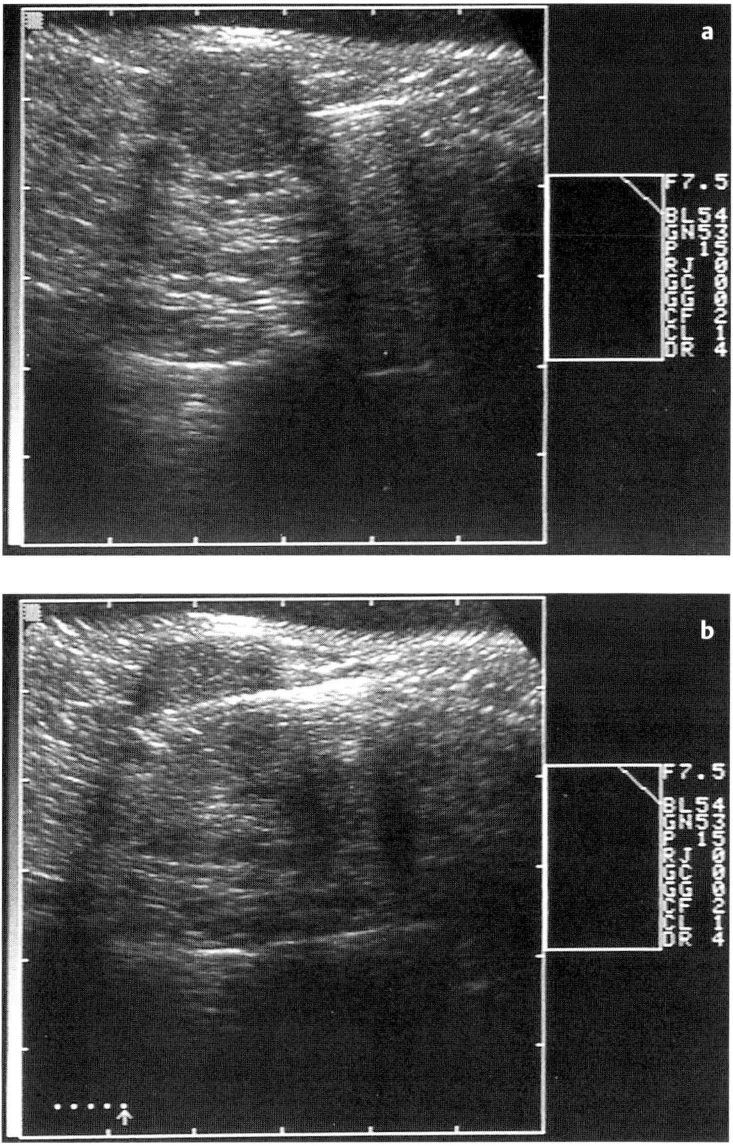

Abb. 9.**6 a, b** Ultraschallsicht der High-Speed-Nadel **a** vor (oben) und **b** nach Punktionsvorgang (unten)

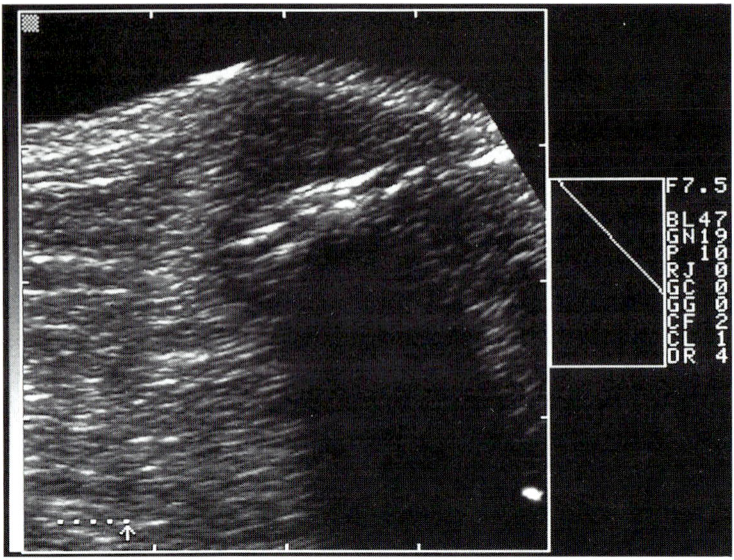

Abb. 9.7 Sonographische Kontrolle des Tumors nach der Punktion. Die Stichkanäle sind, wie hier dargestellt, nicht immer sichtbar

9.3 Sonolokalisation

Eine Biopsie kann sowohl in Lokalanästhesie als auch in Vollnarkose erfolgen. Der getastete Tumor wird über einen kosmetisch günstig gelegten Hautschnitt exstirpiert. Bei nicht sicher tastbaren Befunden wird vorab eine Lokalisation der Läsion unter Röntgen- oder Sonographiekontrolle vorgenommen. Kalkherde sollten präoperativ immer markiert und nach der Entfernung des Gewebes durch Präparateradiographie überprüft werden. Nur so kann belegt werden, dass der angegangene Befund auch entfernt wurde.

Wir bevorzugen, soweit es möglich ist, zur Lokalisation des Tumors die sonographische Technik, da sie im Operationssaal direkt am Operationstisch erfolgen kann. Hierdurch wird ein Verschieben der Nadel auf dem Patiententransport vermieden. Der Befund kann mit unterschiedlichen Techniken markiert werden. Am häufigsten wird die Nadelmarkierung, die am sichersten erscheint, eingesetzt. Hierzu stehen unterschiedliche Nadelmodelle zur Verfügung. Es sollen exemplarisch der Hakendraht nach Kopans, Homer Mammalok, Harpunennadel, Twist-

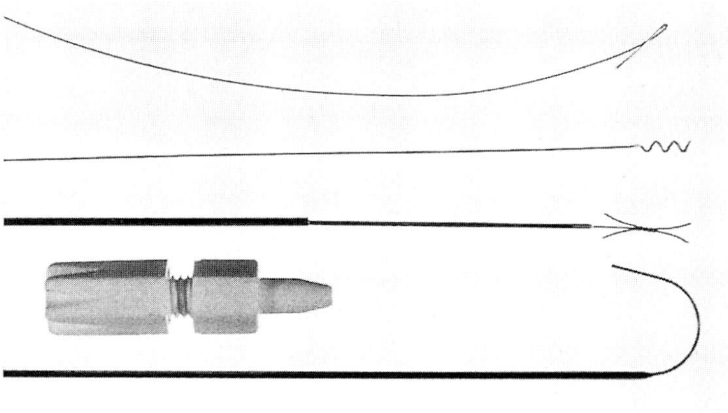

Abb. 9.**8 a – d** Unterschiedliche Markierungsdrähte.
a Hakendraht; **b** Twistmarker; **c** Reid-x-Lok; **d** Homer-Lok

marker, sowie Reidy-Lokalisationsnadel genannt werden (Abb. 9.**8 a – d**). Eine lokale Markierung auf der Haut oder das Umspritzen des Befundes mit Farbe ist weniger geeignet.

Der Markierungsdraht befindet sich in einer Führungsnadel, die wie bei einer Zytopunktion unter Ultraschallsicht an das zu markierende Gewebe herangebracht wird. Es muss darauf geachtet werden, dass der Hautzugang so gewählt wird, dass ein kosmetisch vertretbarer Hautschnitt gelegt werden kann. Ist die Nadelspitze an der vorgesehenen Stelle angelangt, wird der Markierungsdraht mit der Hand leicht nach vorn geschoben und die Führungsnadel zurückgezogen. Bei diesem Manöver entfaltet sich die Spitze des Markierungsdrahtes. Anschließend kann die Nadel vollkommen entfernt werden (Abb. 9.**9** und 9.**10**).

Der Twistmarker besitzt eine korkenzieherartige Spitze, die in den Tumor eingedreht wird. Anschließend wird die Führungshülse entfernt. Nach Entnahme des Gewebes mit liegender Nadel sollte diese auf Vollständigkeit überprüft werden, damit nicht versehentlich abgetrennte Nadelanteile im Brustdrüsengewebe verbleiben.

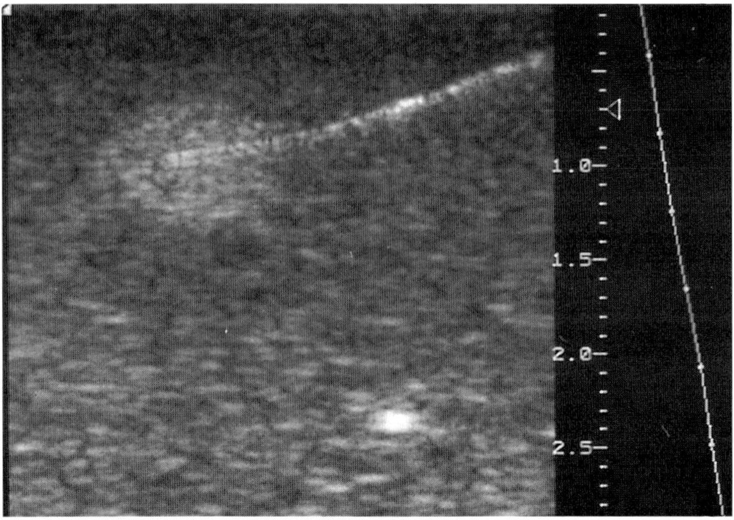

Abb. 9.**9** Homer-Lok. Nadel im Tumor platziert

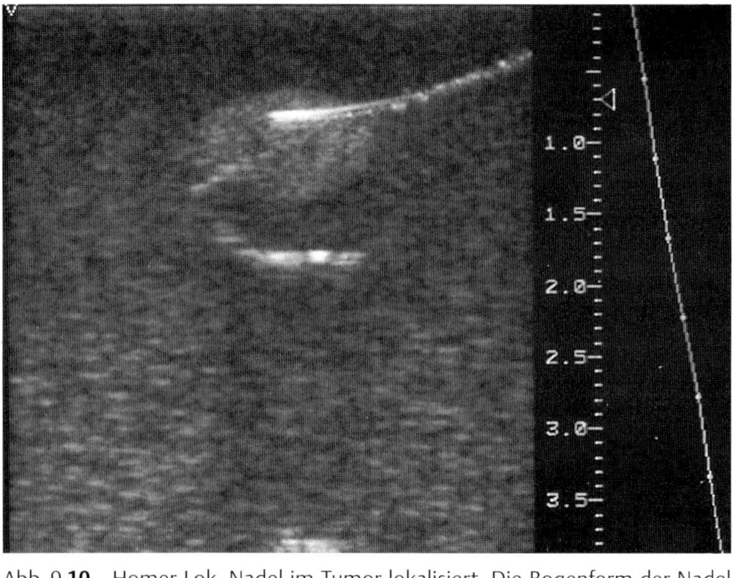

Abb. 9.**10** Homer-Lok. Nadel im Tumor lokalisiert. Die Bogenform der Nadel ist dargestellt

9.4 Präparatesonographie

Ist man sich intraoperativ nicht sicher, den Tumor vollständig entfernt zu haben, kann die Präparatesonographie weiterhelfen. Hierzu wird das gewonnene Gewebe im Wasserbad oder in eine Folie eingepackt sonographisch beurteilt. Es ist möglich, neben der Tumorbinnenstruktur dessen Rand in allen Ebenen zu kontrollieren, um zu überprüfen, ob er vollständig entfernt wurde oder nachreseziert werden muss. Die Tumormetrik wird sonographisch überprüft und mit der präoperativen verglichen (Abb. 9.**11 a – c**). Mit dieser Möglichkeit können auch auffällige Areale im Nachhinein zusätzlich mit einem Markierungsdraht versehen werden was für den Pathologen hilfreich bei der Aufarbeitung sein kann.

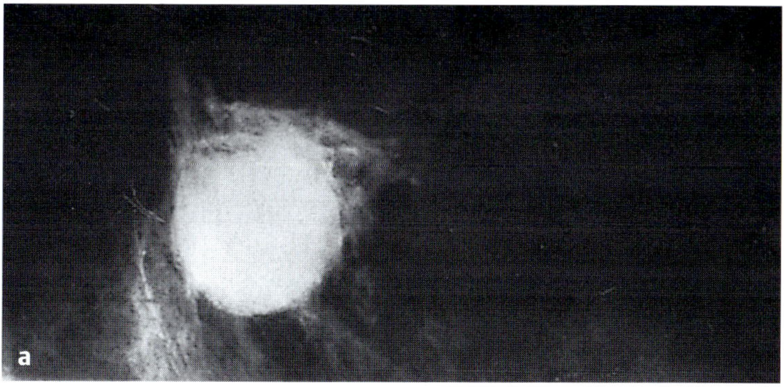

Abb. 9.**11 a – c** Tumor im **a** Röntgenbild, **b** Mammasonographie und **c** in der Präparatesonographie *(Fortsetzung nächste Seite)*

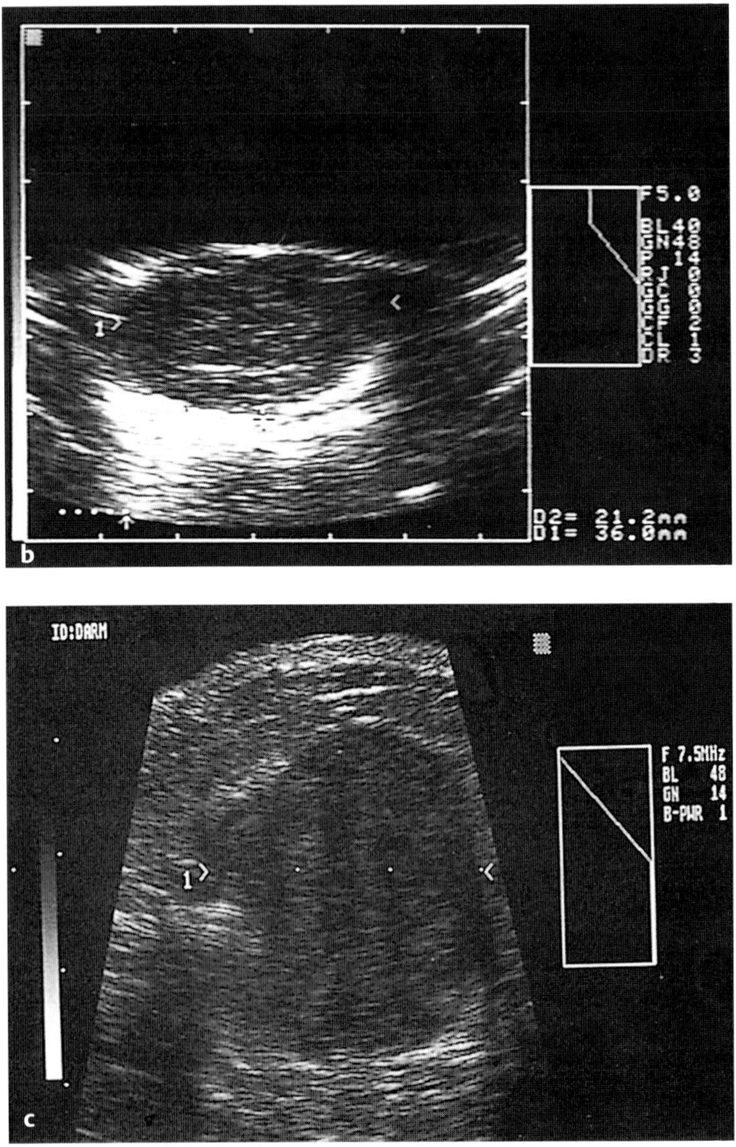
F5.0
BL40
GN48
D2= 21.2mm
D1= 36.0mm
b
ID:DARM
F 7.5MHz
BL 48
GN 14
B-PWR 1
c

Abb. 9.**11 b, c**

10 Sonographie der männlichen Brust

10.1 Grundlagen

Eine Vergrößerung der männlichen Brust tritt häufiger als erwartet auf. So kommt bei ca. einem Drittel der Männer eine leichte Gynäkomastie vor. Bei diesem häufigen Vorkommen kann es sich durchaus auch um eine physiologische Normvariante handeln. Diese ist nicht in allen Fällen als pathologisch anzusehen. Es gibt allerdings zahlreiche Erkrankungen, die als Begleitsymptom eine Gynäkomastie haben. Eine Vergrößerung der männlichen Brustdrüse kann auch allein durch eine Adipositas bedingt sein. Beobachtet man am Strand oder in der Badeanstalt die männliche Brust, so stellt man fest, dass eine Vergrößerung, teilweise bis zur voll ausgebildeten weiblichen Brust, nicht selten vorkommt.

Was führt den Patienten jedoch in die Sprechstunde zur Abklärung einer Brusterkrankung? Häufig sind es die rasche und einseitige Vergrößerung der Brustdrüse, der schmerzhafte Befund, aber auch der derbe Tumor mit Beunruhigung des Patienten der ihn zur Vorstellung beim Arzt treibt. Verbunden mit einem gesteigerten Gesundheitsbewusstsein beobachten wir in letzter Zeit eine vermehrte Vorstellung auch schon bei kleinen Befunden. Nicht zuletzt ist dies nachweislich mit kosmetischen Aspekten verbunden (Tab. 10.**1**).

Beim diagnostischen Vorgehen im Rahmen von Veränderungen der männlichen Brust sollten nachfolgende Punkte berücksichtigt werden:

Tab. 10.**1** Indikationen zur eingehenden Untersuchung der männlichen Mamma

ein- oder beidseitige Vergrößerung der Brust
Tastbefunde im Bereich der Thoraxwand
Schmerzen im Bereich der Brustdrüse

Anamnese: Neben der allgemeinen Anamnese, bei der gezielt nach Nieren-, Leber- und Schilddrüsenerkrankungen gefragt werden muss, ist die gründliche Medikamentenanamnese notwendig. Es gibt zahlreiche Medikamente die eine Gynäkomastie verursachen können (Tab. 10.2). Darüber hinaus muss nach einer Drogeneinnahme gefragt werden. Eine Beschreibung des Arbeitsplatzes mit möglichen Noxen kann hilfreich sein. Auch an kleine Details wie östrogenhaltiges Haarwasser muss gedacht werden.

Inspektion: Die Inspektion und Palpation der Brustregion unterscheiden sich kaum von der Untersuchung bei der Frau. Sie sollte in einem gut beleuchteten Raum stattfinden. Hilfreich kann ein Spotstrahler sein, wie er bei einer gynäkologischen Untersuchung benutzt wird. Von oben einfallendes Licht kann durch Schattenbildung auch feinste Unebenheiten im Hautbereich sichtbar werden lassen. Bei der Untersuchung muss der Oberkörper vollständig entkleidet sein und Schmuckstücke im Brust- und Halsbereich sollten abgelegt werden. Es ist auf die Symmetrie, die Beschaffenheit und Verschieblichkeit der Haut über dem Pektoralismuskel beim elevierten Armen zu achten.

Palpation: Beim Mann ist der retromamilläre Bereich besonders zu berücksichtigen, da sich hier am häufigsten Befunde befinden. Die Untersuchung der Brust sollte sich nicht nur auf einen nachweisbaren Befund beschränken, sondern bei der Palpation müssen systematisch alle Quadranten überprüft werden. Dies bedeutet eine Untersuchung von Sternum und Klavikula bis zum Rippenrand und mittlere Axillarlinie. Die Untersuchung erfolgt bimanuell, zum einen mit Druck auf die Tho-

Tab. 10.**2** Medikamente, die eine Gynäkomastie auslösen können (K. Bork 1995)

ACTH, Aldactone, Amiloride, Amiodarone, Amphetamine, Anabolika, Androgene, Busulfan, Butyrophenone, (Cannabis), Canrenoat, Captopril, Chlorpromazin, Cimetidin, Clofibrat, Clomiphen, Clonidin, Cyclosporin, Cyproteronazetat, Diaethylpropion, Diazepam, Digitalis, Diltiazem, Domperidone, Ergotamintartrat, Estramustine, Ethionamid, Fluphenazine, Flutamid, Guanabenz, (Heroin), Humanes Choriongonadotropin, Isoniazid, Ketoconazol, Leuprolide, (Marihuana), Meprobamat, Methadon, Methyldopa, Methyltestosteron, Metoclopramid, Metronidazol, Minoxidil, Monoaminooxidasehemmer, Nebennierenrindenextrakte, Nifidipin, Nitrosourea, Omeprazol, Östrogene, D-Penicillamin, Phenothiazine, Phenytoin, Procarbazin, Propranolol, Ranitidin, Reserpin, Spironolacton, Sulindac, Sulpirid, Tamoxifen, Theophyllin, Thiazide, trizyklische Antidepressiva, Verapamil, Vincristin

raxwand, zum anderen mit gleiten des Gewebes durch die Finger. In keinem Fall darf auf die Palpation beider Achselhöhlen verzichtet werden.

Nach ausführlicher Palpation muss die sonographische Kontrolle des Brustdrüsengewebes und der Axilla erfolgen. Hierbei sind folgende Punkte zu berücksichtigen:

Ultraschalluntersuchung der Mamma: Der Patient liegt bei der Untersuchung auf dem Rücken mit leicht erhöhtem Oberkörper. Der Scanner sollte eine Frequenz zwischen 7 und 10 MHz haben. Bei einer flachen Brust bietet sich die **mäanderförmige** Untersuchungstechnik an. Liegt hingegen eine voll ausgebildete Brust vor, empfehlen wir die **sternförmige Technik.** Die **radiäre Technik** ist nur in Ausnahmefällen anzuraten und sollte nicht routinemäßig eingesetzt werden (Abb. 10.**1**). Die sonographischen Kriterien für benigne und maligne Befunde unterscheiden sich nicht von denen der Mammasonographie bei Frauen. Herdbefunde müssen stets in 2 Ebenen dargestellt und ausgemessen werden. Zur Kontrolle des retroareolären Bereiches sollte über der Brustwarze ausreichend Gel aufgebracht werden oder eine Vorlaufstrecke Verwendung finden. Die Sonographie der Axilla gehört obligatorisch zur Mammasonographie. Zusätzlich können bei Verdacht auf Malignität die Lymphknotenstationen am Hals, infra- und supraklavikulär sowie parasternal untersucht werden.
Ultraschalluntersuchung der Hoden: Bei einer unklaren Vergrößerung der männlichen Brustdrüse, der Gynäkomastie ist bei der Erstdiagnostik immer eine Palpation und Sonographie beider Hoden indiziert. Die Untersuchung findet in Rückenlage statt, dabei werden die Beine überkreuzt, so dass die Hoden auf dem Oberschenkel liegen. Der Penis wird vom Patienten nach oben gehalten. Bei nicht deszendierten Hoden muss der Leistenkanal bis zu den Iliakalgefäßen verfolgt werden. Die Architektur des Hodens ist homogen und kann durch Tumoren, Entzündungen und Traumata gestört sein. Bei Veränderungen ist eine gezielte urologische Untersuchung indiziert.
Mammographie: Bei einer ausgeprägten Vergrößerung der männlichen Brust unterscheidet sich die Mammographie kaum von der einer Frau. Bei spärlicher Brustentwicklung kann es schwierig sein, ausreichend Drüsengewebe darzustellen. Auch wenn es bei Tastbefunden teilweise mühselig ist, das Gewebe darzustellen, so sollte vor der operativen Therapie nie auf eine Mammographie verzichtet werden. Mammographie und Ultraschall sind keine konkurrierenden Verfahren, sondern ergänzen sich.

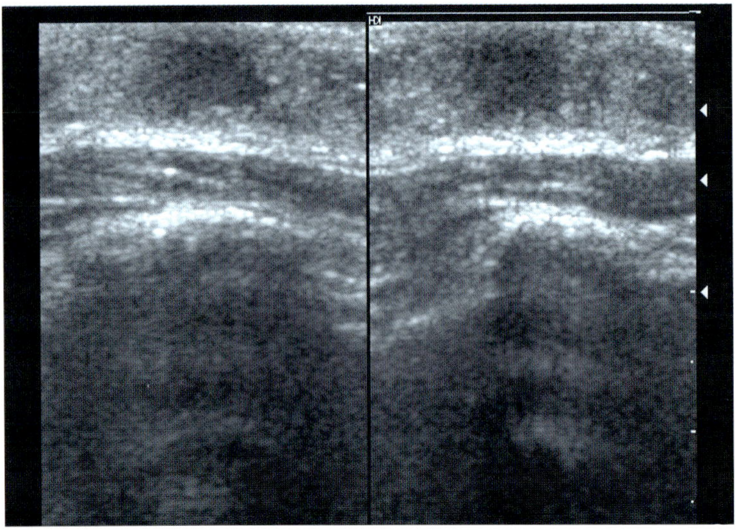

Abb. 10.**1** 16-jähriger Mann, seit 3 Wochen retromamilläre Schwellung der rechten Brust, Gynäkomastie

Labor: Zur Abklärung einer pathologischen Gynäkomastie müssen folgende Laborparameter bestimmt werden. Transaminasen zum Ausschluss einer Lebererkrankung, Hormonstatus mit 17β-Östradiol, LH, Testosteron, FSH, β-HCG und Prolaktin und 17-Ketosteroide im 24 h-Urin zum Ausschluss eines Gonadotropin-produzierenden Tumors, einer Androgen-Resistenz, einer Hodeninsuffizienz oder einer erhöhten Östrogenproduktion.
Weiterführende Untersuchungen: Röntgenthorax zum Ausschluss eines Bronchialkarzinoms. Röntgenaufnahme bzw. CT der Sella zum Ausschluss eines Hypophysentumors. Computertomographie (CT), Kernspintomographie (NMR), Positronenemissionstomographie (PET) und Mammaszintigraphie gehören nicht zu den Standarduntersuchungsmethoden, können aber in ausgewählten Fällen hilfreich sein.

10.2 Benigne Befunde

Bei der Differenzierung benigner Befunde steht die Unterscheidung zwischen Gynäkomastie, Pseudogynäkomastie und solidem Herdbefund im Vordergrund.

Die **Gynäkomastie** ist eine potenziell reversible Vergrößerung der männlichen Brustdrüse. Sie kann ein- oder beidseitig auftreten. Von einer Gynäkomastie spricht man, wenn das retromamilläre Drüsengewebe dicker als 2 cm ist (Abb. 10.**1**). Im eigentlichen Sinne ist die Gynäkomastie nur ein Symptom, da es zahlreiche Ursachen gibt, die zur Vergrößerung der Brustdrüse führen. Physiologisch kann diese Veränderung bereits nach der Geburt bei Neugeborenen beobachtet werden (Neugeborenengynäkomastie). Der Einfluss der Schwangerschaftshormone bewirkt nicht selten eine gut tastbare Vergrößerung der Brustdrüse sowohl bei weiblichen als auch bei männlichen Neugeborenen. Nach der Geburt lässt der Hormoneinfluss schlagartig nach und die Brustdrüse tritt in eine Ruhephase ein.

In der Pubertät setzt durch die Hormonumstellung ein physiologisches Drüsenwachstum ein, das bei der Frau zur Entwicklung der Mammae führt (Thelarche). Aber auch beim Mann kann eine Anschwellung des Drüsengewebes beobachtet werden. Sie dauert allerdings meist nur wenige Wochen und bildet sich ohne Therapie wieder vollständig zurück **(Pubertätsgynäkomastie).** Diese Drüsenschwellung beim Mann kann mit heftigen Schmerzen einher gehen.

Im Alter findet eine erneute Hormonumstellung statt, bei der es erneut zur Gynäkomastie kommen kann **(Altersgynäkomastie).** Im Einzelnen ist die Ursache noch nicht geklärt, man macht aber eine Hodeninsuffizienz dafür verantwortlich. Normalerweise bildet sich die Gynäkomastie nach 1 Jahr wieder zurück. Wichtig ist, dass in diesem Lebensabschnitt ein Mammakarzinom ausgeschlossen werden kann.

Eine Gynäkomastie ist potenziell reversibel, wenn sie nicht länger als 2 Jahre besteht. Danach setzt eine **Fibrosierung** des Gewebes ein, die eine vollständige Rückbildung verhindert (Abb. 10.**2**). Neben der physiologischen Gynäkomastie gibt es auch angeborene Formen wie Anorchie, Hypogonadismus, testikuläre Feminisierung, Klinefelter-Syndrom, Synthesedefekte des Testosterons und andere teilweise vorliegende Raritäten.

Die erworbene oder pathologische Gynäkomastie hat im Wesentlichen drei Ursachen. Erstens eine gestörte Produktion oder Wirkung von Testosteron, zweitens eine erhöhte Produktion von Östrogen und drittens als Nebenwirkung von Medikamenten. Häufig sieht man eine Gynäkomastie bei Männern mit einer alkoholtoxischen Leberzirrhose. Hier kommt es durch Störung der Hypophysen-Hoden-Achse zur verminderten Testosteronproduktion und durch die Metabolisierungsstörung in der Leber zu einem erhöhten Östrogenspiegel. Ebenso wird eine Gynäkomastie gehäuft bei Patienten mit einer Niereninsuffizienz beobachtet.

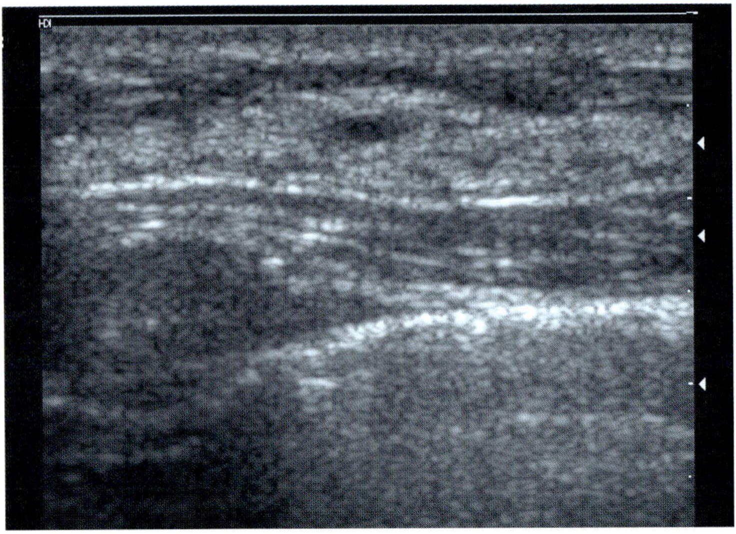

Abb. 10.2 49-jähriger Mann seit Jahren beidseitig vergrößerte Brüste, fibrosierte Gynäkomastie

Bei den Medikamenten gibt es eine Fülle von Substanzen, die eine Gynäkomastie verursachen können. Die eingehende Medikamenten- und Drogenanamnese zur Abklärung der Gynäkomastie ist zwingend notwendig. In der Regel bildet sich die Gynäkomastie, wenn sie nicht über Jahre bestanden hat, nach Absetzen des Medikamentes vollständig zurück bzw. nach Behandlung der auslösenden Noxe. Hat bereits eine Fibrosierung stattgefunden, ist sie irreversibel. Dann kann eine plastische Operation, zum Beispiel die subkutane Mastektomie angebracht sein. Solch ein invasiver Eingriff sollte allerdings nur nach sorgfältiger Abwägung des Für und Wider erfolgen und nicht ohne Leidensdruck seitens des Patienten. Denn der Verlust einer oder beider Mammae kann auch beim Mann eine psychische Problematik verursachen. Medikamente, die für eine Gynäkomastie verantwortlich gemacht werden können, sind nach Bock (1995) in Tab. 10.2 dargestellt.

Sonographisch sieht man im Bereich der Mamille eine echoarme Struktur, die zu dieser hin ausläuft. Das Gewebe ist echoarm bis echoleer und entspricht dem Erscheinungsbild des Drüsengewebes wie es bei jungen Frauen in der Thelarche zu sehen ist. Mit zunehmendem Verlauf der Gynäkomastie setzt die Fibrosierung ein, hierdurch nimmt die

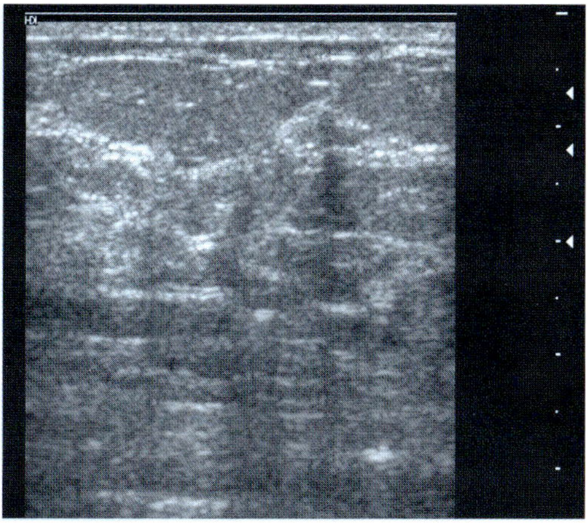

Abb. 10.**3** 37-jähriger Mann mit Adipositas per magna, sonographisch kein Drüsengewebe darstellbar, Pseudogynäkomastie

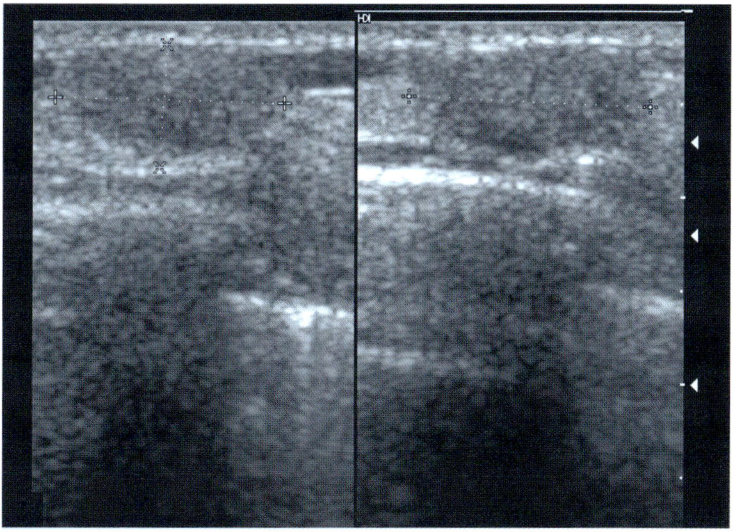

Abb. 10.**4** 52-jähriger Mann, weicher Tastbefund, sonographisch hebt sich dieser Befund kaum vom umliegenden Fettgewebe ab, Lipom

Echogenität des Drüsengewebes zu. Die Gynäkomastie ähnelt nun mehr dem Drüsengewebe der reifen Frau.

Bei der Vergrößerung der männlichen Brust ist die wichtigste Differenzialdiagnose die **Pseudogynäkomastie** (Abb. 10.**3**). Hierunter versteht man eine Fettansammlung, ohne dass Drüsengewebe nachzuweisen ist. Bei einer Adipositas kann man nicht immer von einer Pseudogynäkomastie ausgehen, da es im Fettgewebe zu einer verstärkten Konversion von Androgenen zu Östrogenen kommt und hierdurch das Brustdrüsengewebe zur Proliferation stimuliert wird. Im Ultraschall ist die Differenzialdiagnose relativ sicher zu stellen.

Unter den soliden benignen Tumoren kommt das **Lipom** am häufigsten vor. Im Ultraschall kann man es häufig nur dann erkennen, wenn gezielt im Bereich des Tastbefundes danach gesucht wird. Gelegentlich hebt sich das Lipom auch durch eine leicht erhöhte Echogenität im Vergleich zum umliegenden Fettgewebe ab (Abb. 10.**4**). Fibroadenome beim Mann sind im Vergleich zur Frau äußerst selten.

10.3 Maligne Befunde

Im Vergleich zur Frau tritt das Mammakarzinom beim Mann selten auf. Man rechnet bei 100 Mammakarzinomen der Frau, mit einem beim Mann. Vergleicht man das 5-Jahres-Überleben des Mannes bezüglich des Mammakarzinoms mit dem der Frau, so ist dessen schlechter. Teilt man die Patienten hingegen in vergleichbare Stadien ein, so erscheint die Prognose vergleichbar zu sein. Als Ursache liegt nahe, dass Männer überwiegend mit fortgeschritteneren Befunden als Frauen zur Erstvorstellung kommen. Einige Zentren berichten über vergleichbare Stadien bei Erstdiagnose. Dies ist sicherlich auch vom Patientenkollektiv abhängig. In der Regel neigen Männer eher zum Bagatellisieren. Aber auch vom Arzt wird nicht immer an die Verdachtsdiagnose Mammakarzinom gedacht. So häufig auch die Diagnose Gynäkomastie vorkommt, sollte dies nie dazu führen das selten auftretende Mammakarzinom des Mannes außer Acht zu lassen. Dies bedeutet, jede Vergrößerung der männlichen Brust bedarf der Abklärung, da häufig bei Patienten mit einem Mammakarzinom eine begleitende Gynäkomastie vorliegt. Diese gilt an sich aber nicht als Präkanzerose.

Das Vorgehen bei der Diagnostik und Therapie des Mammakarzinoms beim Mann unterscheidet sich nicht von dem in der gynäkologischen Onkologie. Dies hat zur Folge, dass nicht selten die Behandlung eines Mannes mit Mammakarzinom vom Gynäkologen durchgeführt wird.

Sonographisch gelten die gleichen Malignitätskriterien wie bei der weiblichen Brust. An erster Stelle steht der unregelmäßige, breite, teil-

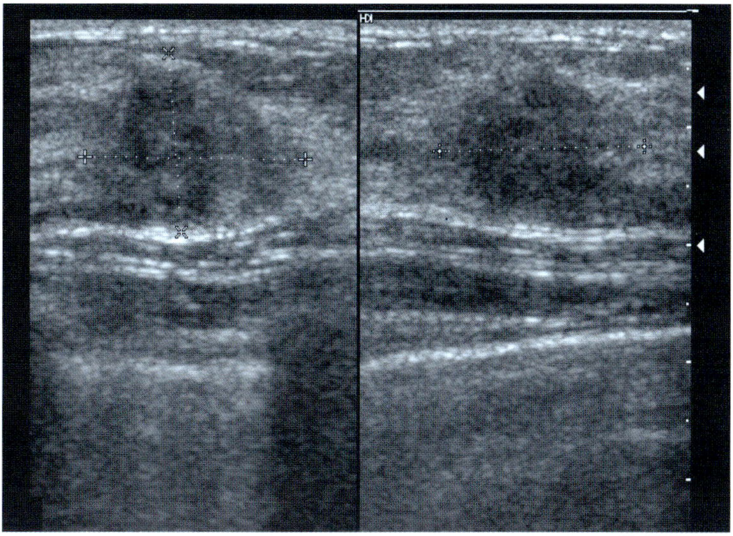

Abb. 10.**5** 65-jähriger Patient mit einem Mammakarzinom

weise bizarre Randsaum, mit vorkommenden spitzen Ausläufern sowie Struktur durchbrechendes Wachstum (Abb. 10.**5**). Andere Ultraschallkriterien wie das retrotumoröse Schallverhalten sind häufig nicht so deutlich, da der Befund meist direkt auf der Pektoralismuskulatur liegt. Der L/T-Quotient zeigt durch das geringe Mammavolumen des Mannes häufig keine Auffälligkeit.

Die Differenzierung zur nicht fibrosierten Gynäkomastie kann sich schwierig gestalten, da es sich in beiden Fällen um eine echoarme unregelmäßige Struktur handeln kann. Die **Farbsonographie** kann hierbei hilfreich sein und durch eine möglicherweise vorhandene gesteigerte Farbreaktion eine erhöhte Proliferation des Gewebes anzeigen. Beweisend ist dies jedoch nicht. Im Zweifelsfall sollte großzügig eine Feinnadelaspiration oder eine High-Speed-Stanze durchgeführt werden. Befunde, die nicht operativ entfernt werden müssen, sollten routinemäßig kontrolliert und dokumentiert werden, um im Falle eines falsch negativen Ergebnisses anhand einer Befundvergrößerung das Karzinom noch frühzeitig erfassen zu können.

11 Sonographie in der Prävention

11.1 Vorbemerkungen

Screeninguntersuchungen wie sie bisher mit der Mammographie erfolgten, sind aus verschiedenen Gründen mit der Mammasonographie nicht möglich. Wobei unter Screening die Untersuchung einer epidemiologisch bedeutsamen Erkrankung verstanden wird. Ihre Erkennung muss bereits im Frühstadium möglich, und die kausalen Zusammenhänge bekannt sein. Es sollten dazu standardisierte Untersuchungsgänge, Techniken und Dokumentationsmöglichkeiten zur Verfügung stehen. Die Kosten-Nutzenanalyse muss ebenso für die Methode sprechen wie das lückenlose Follow-up und der Zuspruch der Patienten.

All diese Bedingungen treffen auf das Mammakarzinom zu. Screeninguntersuchungen mit der Mammographie haben gezeigt, dass die Entdeckungsrate früher Karzinome verbessert werden kann, und damit die Mortalität insbesondere bei postmenopausalen Frauen gesenkt wurde. Da das Mammakarzinom bei prämenopausalen Patientinnen seltener als bei postmenopausalen Frauen auftritt, wird seit Jahren darüber diskutiert wie sinnvoll das Screening in der Prämenopause ist. Grund der geringeren Effektivität ist das meist dichte Drüsengewebe, das nicht wie das Involutionsgewebe der postmenopausalen Frau eine gute Beurteilung zulässt, was aber nicht verallgemeinert werden darf.

Bezüglich der Effizienz des Screenings steht fest, dass sie aufgrund des dichten Drüsenkörpers bei prämenopausalen Frauen geringer ist. Die Entdeckungsrate von Mammakarzinomen ist niedriger bei gleichzeitig bekannter erhöhter Rate von Intervallkarzinomen. So wird weiter darüber diskutiert wie sinnvoll ein Screeningverfahren des Mammakarzinoms zwischen dem 40. und 50. Lebensjahr ist. Unterhalb des 40. Lebensjahres erscheint sie schon wegen der hohen Strahlenbelastung nicht geboten.

11.2 Klinische Bedeutung

Viele Frauen suchen wegen eines tastbaren Befundes in der Brust, indifferenten Beschwerden oder auch bestehender Karzinomangst den Arzt ihrer Wahl auf. Sie wollen wissen was der Grund dieser Beschwerden ist, oder bestätigt haben, dass sie gesund sind. Frauen mit Karzinomangst konsultieren den Arzt meist regelmäßig und müssen daher als Screeningpatientinnen aufgefasst werden. Die Alltags- und Screeningerfahrungen haben gezeigt, dass Frauen der Mammographie aus unterschiedlichen Gründen durchaus skeptisch gegenüberstehen. Insbesondere bei dichtem Drüsenkörper hilft die Mammographie oft nicht weiter, so dass die Mammasonographie verstärkt zum Einsatz kommt. Bisher ist die Ausbildung an dieser Methode noch nicht weit verbreitet. Die Ausbildungsrichtlinien müssen verbessert sowie Standards für Geräte, Untersuchungsablauf und Dokumentation vorgelegt werden. Es sollte, auch wenn die Technik Mammasonographie heute noch zeitaufwendig ist, angestrebt werden, diese Möglichkeit wenigstens einem vorselektionierten Risikokollektiv routinemäßig anzubieten.

Bisher liegen keine Daten an einem größeren Kollektiv vor, die eine Effizienz zur Senkung des Karzinomrisikos oder Reduktion der Mortalität belegen. Neuere Untersuchungen zeigen, dass es möglich ist, klinisch und mammographisch okkulte Karzinome unter Anwendung der Mammasonographie zu erfassen. Im Rahmen einer Doktorarbeit gingen wir dieser Frage bei 218 Untersuchungen nach. Es handelte sich ausschließlich um Frauen mit unauffälliger Mammographie. Bei 37 Frauen fand sich ein abklärungsbedürftiger Tumor. Es handelte sich dabei um 25 Zysten, 8 Fibroadenome, 1 Lipom sowie 3 klinisch okkulte Karzinome.

Ein Hauptargument gegen dieses Verfahren ist immer wieder, dass es wesentlich von der Erfahrung des Untersuchers abhängig ist, was aber durchaus auch für jede andere Technik angeführt werden kann.

12 Nachsorge nach Mammakarzinom

12.1 Bedeutung

Die Anzahl der brusterhaltenden Karzinomoperationen hat in den letzten Jahren zugenommen, so dass der Nachsorge ein bedeutender Stellenwert zukommt. Sie soll den, durch das Karzinomgeschehen oft verängstigten Patientinnen Sicherheit geben, dass mögliche Rezidive früh erkannt werden. Bezüglich der veränderten Lebensumstände spielt der psychoonkologische Aspekt im Rahmen der Nachsorge eine wichtige Rolle und darf nicht außer Acht gelassen werden.

Die Mammasonographie ist neben der Mammographie und der klinischen Untersuchung fester Bestandteil der onkologischen Nachsorge. Ziel ist eine frühzeitige Erkennung von Veränderungen sowie der Nachweis oder Ausschluss von Rezidiven, die im Gegensatz zu Fernmetastasen meist kurativ therapiert werden können. Ein weiteres Ziel ist es, die Zahl der Nachfolgeoperation zu begrenzen.

Mit der Sonographie können vielfach mammographisch schwer beurteilbare intramammäre Raumforderungen genauer differenziert werden. Einen besonderen Stellenwert nimmt die Sonographie nach Mastektomie ein, da die Mammographie nicht einsetzbar ist. Die Inspektion und Palpation der Thoraxwand ist zur frühen Erkennung von Rezidiven unzureichend und weiterführende radiologische Verfahren sind zu aufwendig.

Einsetzbar ist die Sonographie auch nach Rekonstruktion der Brust mit körpereigenem Material oder Prothesenimplantation. Nicht als Routineuntersuchung, jedoch bei spezieller Indikation können mittels der Sonographie Verlaufsbeobachtungen periklavikulärer und nuchaler Lymphome erfolgen.

Man sollte sich stets fragen, wie sinnvoll es ist, jeden kleinen Tumor zu diagnostizieren und die Patientin damit möglicherweise zu belasten. Gerade bei Karzinompatienten im fortgeschrittenen Stadium ist zu überlegen ob man nicht vorsichtig agieren soll und den vermuteten neuen Befund mitteilt oder überlegt, ob er überhaupt noch therapiert werden kann. Daher ist es angebracht, sich in solchen Fällen vorab über die bekannte Behandlungslage zu informieren.

Im Verlauf der Nachsorge bietet die Mammasonographie Vorteile gegenüber der Mammographie (Tab. 12.**1**).

Zu jeder Untersuchung im Rahmen der Nachsorge sollte die vollständige sonographische Untersuchung der kontralateralen Mamma sowie der Axillae gehören. Wichtig ist die Dokumentation von Befunden, um eine Veränderung in Form, Größe oder Schallverhalten bei nachfolgenden Untersuchungen überprüfen zu können.

Bei allen Möglichkeiten der Nachsorge muss die therapeutische Konsequenz bedacht und die Lebensqualität der Patientinnen nicht durch unnötige Diagnostik oder Therapie beeinträchtigt werden.

12.2 Verdacht auf Rezidiv

Jede neue oder sich verändernde Raumforderung in der Brust nach Karzinomoperation ist verdächtig auf ein Rezidiv. Das Erste was bei einer brusterhaltend operierten und nachbestrahlten Brust optisch auffällt, ist die Hautveränderung. Diese entspricht der optischen Erscheinung der Peau d'Orange. Sie kann bis zu 1 Jahr und darüber hinaus bestehen bleiben, bevor sie sich wieder zurückbildet. In dieser Zeit ist das Brustdrüsengewebe eingeschränkt beurteilbar. Sonographisch findet sich ein mehr oder minder ausgeprägtes subkutanes Ödem, das nicht mit einer Lymphangiosis carcinomatosa verwechselt werden darf. Die Diagnose eines Rezidives kann hierdurch erschwert werden.

Bei Zustand nach Ablatio mammae erübrigt sich die sonst obligate Mammographie. Entgegen den meist strahligen und unscharf begrenzten Primärkarzinomen mit dorsalem Schallauslöschphänomen können Rezidive sehr untypisch sein und harmlos aussehen wie Fibroadenome oder Zysten mit Binnenechos. Das retrotumoröse Schallverhalten ist im Vergleich zu den Primärkarzinomen uncharakteristisch bis hin zur relativen Schallverstärkung. Der Nachweis von Gefäßen im Narbenbereich unter Einsatz der Farbsonographie kann Hinweis auf eine gesteigerte Proliferation geben und somit abklärungsbedürftig sein.

Serome, Hämatome oder Fadengranulome lassen sich typischerweise direkt nach der Operation nachweisen und gelegentlich über viele Monate verfolgen. Sie können entsprechend der Zusammensetzung von liquiden oder soliden Anteilen durchsetzt sein, inhomogen wirken und uncharakteristische Schallphänomene hervorrufen. Zu nennen sind Blut, Koagel, Fibrinfäden oder Nahtmaterial.

Besondere Aufmerksamkeit muss nach Brustamputation den Interkostalräumen gewidmet werden. Die hier lokalisierten Rezidive wer-

Tab. 12.1 Nachsorgemaßnahmen für Patientinnen nach Mammakarzinom (Frauenklinik MHH)

Mamma		Ausgangsbefund*	1. Jahr Monat				2. Jahr Monat				3. Jahr Monat				4. Jahr Monat		5. Jahr Monat		6. Jahr Monat		7. J.	8. J.	9. J.	10. J.	nach dem **10. Jahr**: **jährlich** Anamnese und körperliche Untersuchung, inkl. allg. Gesundheitsvorsorge, sowie Mammographie
			3	6	9	12	15	18	21	24	27	30	33	36	42	48	54	60	66	72	84	96	108	120	
Anamnese	subjektives Befinden/Schmerzen		x	x	x	x	x	x	x	x	x	x	x	x	x	x	x	x	x	x	x	x	x	x	
	Appetit		x	x	x	x	x	x	x	x	x	x	x	x	x	x	x	x	x	x	x	x	x	x	
	Husten/Atemnot		x	x	x	x	x	x	x	x	x	x	x	x	x	x	x	x	x	x	x	x	x	x	
	Schwellungen/Knoten		x	x	x	x	x	x	x	x	x	x	x	x	x	x	x	x	x	x	x	x	x	x	
	Intervallerkrankungen		x	x	x	x	x	x	x	x	x	x	x	x	x	x	x	x	x	x	x	x	x	x	
	Medikamente		x	x	x	x	x	x	x	x	x	x	x	x	x	x	x	x	x	x	x	x	x	x	
Körperliche Untersuchung																									
	Aktivitätsindex		x	x	x	x	x	x	x	x	x	x	x	x	x	x	x	x	x	x	x	x	x	x	
	Supraklavikulargruben		x	x	x	x	x	x	x	x	x	x	x	x	x	x	x	x	x	x	x	x	x	x	
	Mamma(e)		x	x	x	x	x	x	x	x	x	x	x	x	x	x	x	x	x	x	x	x	x	x	
	Axillae		x	x	x	x	x	x	x	x	x	x	x	x	x	x	x	x	x	x	x	x	x	x	
	Armumfang		x	x	x	x	x	x	x	x	x	x	x	x	x	x	x	x	x	x	x	x	x	x	
	auskultatorischer Lungenbefund		x	x	x	x	x	x	x	x	x	x	x	x	x	x	x	x	x	x	x	x	x	x	
	Knochenstauch-/Klopfschmerz		x	x	x	x	x	x	x	x	x	x	x	x	x	x	x	x	x	x	x	x	x	x	
	Genitaluntersuchung					x				x				x		x		x		x	x	x	x	x	
Zusatzuntersuchungen	Mammographie			(x)		(x)		(x)		x				x		x		x		x	x	x	x	x	
	Röntgen: Thorax		symptomorientiert																						
	Sonographie		symptomorientiert																						
	Skelettszintigramm		symptomorientiert																						

den nach Literaturangabe nur in ca. 30% palpatorisch erfasst. Da Lokalrezidive zur ausgedehnten lokalen Metastasierung neigen, muss stets die ganze Brust oder Thoraxwand sowie die abfließenden Lymphregionen, Axilla, Klavikulabereich oder Halsregion kontrolliert werden. Auch der Lungen- und Pleurabereich kann mittels Sonographie eingeschränkt erfasst werden. So gelingt es, mit Erfahrung beim Pleuraerguss die Flüssigkeitsmenge abzuschätzen oder den Zugangsweg für eine geplante Pleurapunktion zu ermitteln. Die umfassende Abklärung dieses Bereiches bleibt radiologischen Verfahren vorbehalten.

12.3 Kontrolle nach Augmentationsoperation

Erfolgte die Einlage einer Prothese direkt bei der Primäroperation oder in einer weiteren Sitzung, so kann diese direkt unter der Haut oder retropektoral platziert sein. Für die Nachsorge gelten die gleichen Regeln wie nach brusterhaltender Therapie oder Mastektomie.

Die direkt unter der Haut lokalisierte Prothese ist relativ gut beurteilbar, was schon im entsprechenden Kapitel beschrieben wurde. Schwieriger ist die Beurteilung der retropektoral liegenden Prothese, da einerseits durch das Prothesenvolumen eine größere Schalleindringtiefe erforderlich wird, andererseits eine schlechtere Auflösung bedingt ist. Die Prothese selbst verursacht ein eigenes Schallphänomen, was die Beurteilung in ihrer Umgebung oder möglicherweise dorsal von ihr gelegene Strukturen beeinträchtigt (Abb. 12.**1**). Allerdings treten bei dieser Prothesenlokalisation kaum Rezidive unterhalb des Muskels auf.

Bei intramammär gelagerter Prothese entspricht das Schallverhalten von Rezidiven der schon an anderer Stelle beschriebenen Sonomorphologie. Das Auffinden kann, insbesondere wenn es in unmittelbarer Nachbarschaft zur Prothese gelegen ist, erschwert sein. Die operative Abklärung ist aus Sicherheitsgründen einer Punktion vorzuziehen (Abb. 12.**2**).

12.4 Sonographie im Vergleich zu anderen Verfahren

Bei sonographisch unklaren, sich verändernden oder neu auftretenden Raumforderungen sollte immer eine zytologische Abklärung empfohlen werden, oder der Patientin die operative Exstirpation als sich empfehlende Alternative zur engmaschigen Kontrolle angeboten werden. Die Mammographie muss stets fester Bestandteil der Nachsorge sein (Abb. 12.**3**). Der Vorteil dieser Technik besteht darin, dass sie in Standardebenen die gesamte Brust abbilden kann und daher eine gute Verlaufskontrolle möglich wird. Im Allgemeinen sind die Reaktionen nach

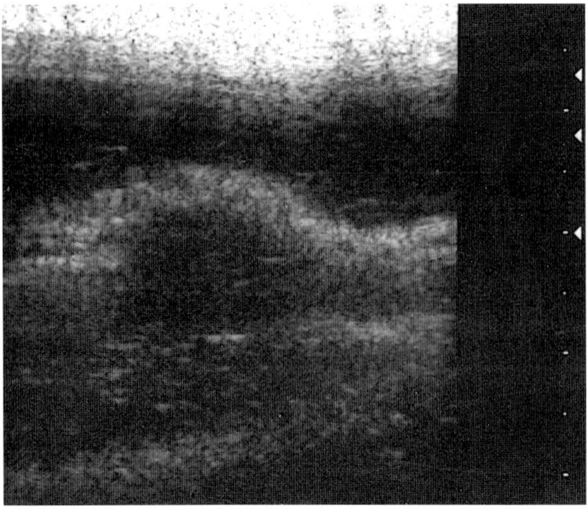

Abb. 12.**1** Unscharf begrenzte Resistenz direkt unterhalb der Prothese gelegen. Der Verdacht auf eine Rippe wurde ausgeschlossen

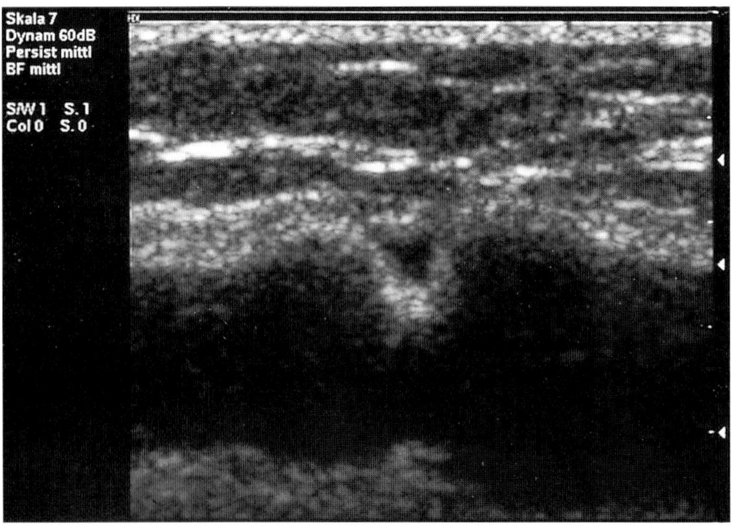

Abb. 12.**2** Kleine Struktur im Bereich der Prothesenkapsel bei Verdacht auf Kapselruptur

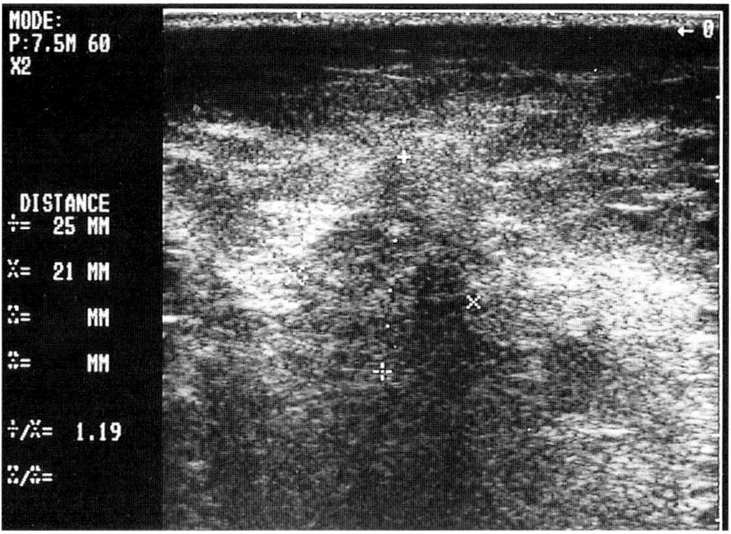

Abb. 12.**3** Narbenregion mit Verdacht auf Rezidiv

einer Strahlentherapie nach 12 – 18 Wochen soweit abgeklungen, dass die Brust wieder optimal beurteilbar wird.

Auch die Computertomographie oder die dynamische Magnetresonanztomographie können im Verlauf der Nachsorge wichtige Informationen liefern (Abb. 12.**4** und 12.**5**). Insbesondere bei Verdacht auf Rezidiv im Narbenbereich kann sie wertvolle Hilfestellung leisten. Wegen der Kosten sollte sie aber speziellen Fragestellungen vorbehalten bleiben.

Wir bevorzugen in der Nachsorge neben der Mammographie in den ersten 12 Monaten nach der brusterhaltenden Operation oder nach Ablatio die sonographische Kontrolle beider Brüste oder der Thoraxwand in 3-monatigen Abständen (s. Tab. 12.**2**). Die Narbenregion wird zusätzlich noch unter Einsatz der Farbsonographie überprüft (Abb. 12.**6** und 12.**7**). Hierbei können frühzeitig auffällige Gefäßeinsprossungen, die auf eine gesteigerte proliferative Aktivität und somit auf ein Rezidiv hinweisen, dieses aber nicht belegen, erfasst werden. Zusätzlich können Dopplerindizes ermittelt werden, die meist aber uncharakteristisch für das Geschehen sind. Nach dem ersten Jahr verlängern wir das sonographische Kontrollintervall auf 6 – 12 Monate.

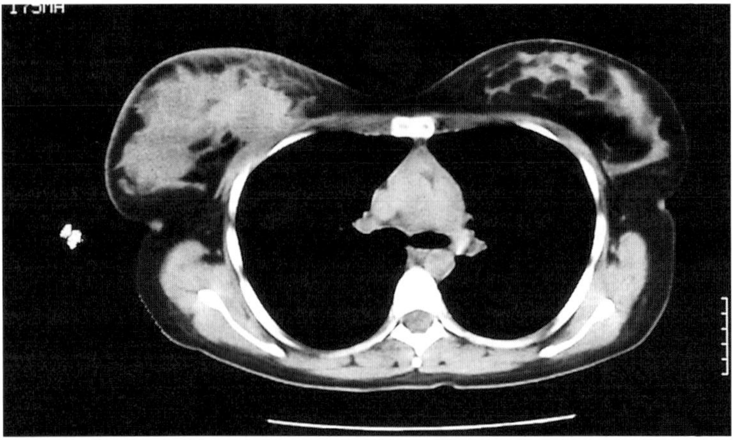

Abb. 12.**4** Kontrolle des Brustdrüsengewebes mittels Computertomographie bei auffälliger Struktur rechts

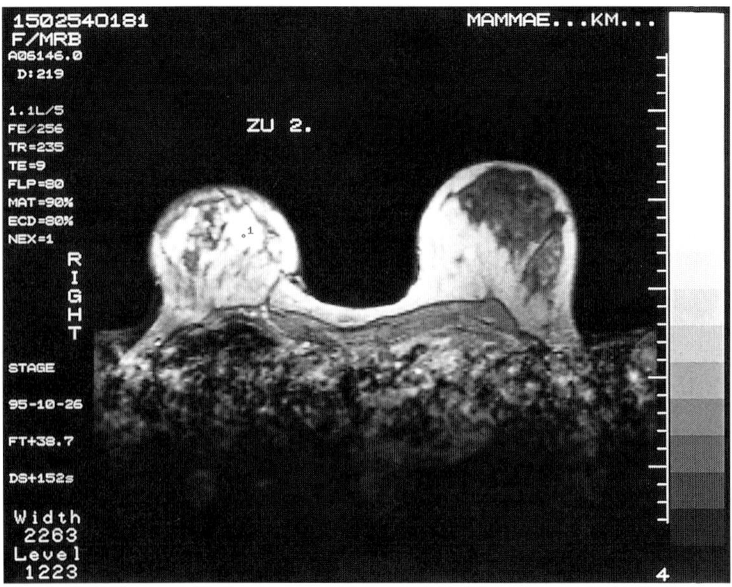

Abb. 12.**5** Brustdrüsengewebe kontrolliert mit der Magnetresonanztomographie bei verdächtigem Befund rechts

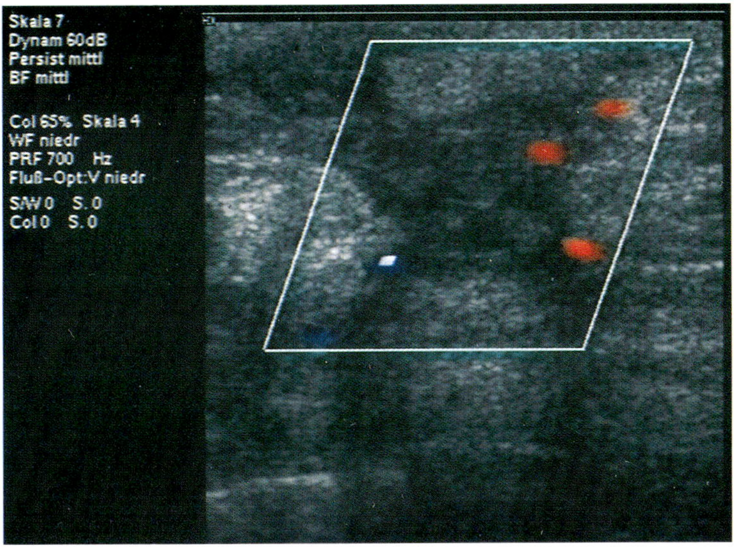

Abb. 12.**6** Auffällige Narbenregion kontrolliert unter Einsatz der Farbsonographie. Gefäßdarstellung in der Randregion

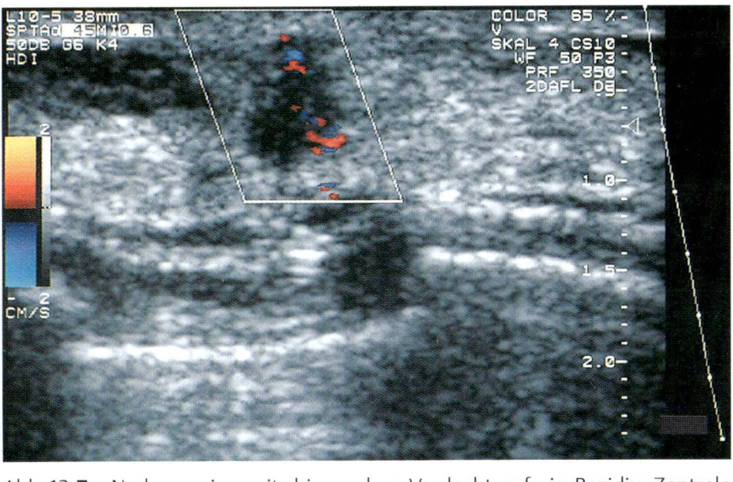

Abb. 12.**7** Narbenregion mit dringendem Verdacht auf ein Rezidiv. Zentrale Gefäße sind nachweisbar. Eine zweite Läsion liegt etwas tiefer im Gewebe

Tab. 12.2 Vorteile der Mammasonographie im Vergleich zur Mammographie im Rahmen der Karzinomnachsorge

Hautveränderungen
kleine Mamma
Strahlendichte oder fibrosierte Mamma
Narben nach Voroperationen
Inflammation oder Abszesse
Prothesenimplantation
Brustaufbau mit autologem Gewebe
Kontrolle von Lymphknotenregionen

13 Neue sonographische Techniken

Die Mammasonographie hat einen hohen Stellenwert erlangt. Mit den meisten Ultraschallgeräten ist es aber nur möglich ein zweidimensionales Bild als Ausschnitt des untersuchten Organs auf dem Monitor abzubilden. Das gesamte Organ oder der dreidimensionale Überblick muss vor dem geistigen Auge des Untersuchers ablaufen. Dies erzeugte bei dem weniger Geübten oft Schwierigkeiten. Auch die Beschreibung eines Tumors im Gesamtbild oder in räumlicher Einschätzung gegenüber einem Kollegen oder dem Operateur ist nicht immer einfach. So war es zwangsläufig, dass weiterführende Techniken wie die 3D-Sonographie oder das Siescap-Verfahren entwickelt und im klinischen Einsatz getestet werden.

13.1 Die 3D-Sonographie

Das Verfahren der 3D-Sonographie basiert auf der Basis der Schnittbilddarstellung vieler Bildebenen in kurzer zeitlicher Abfolge, die dann in einen Bildspeicher eingelesen werden. Um dies zu erreichen, muss der Schallkopf ruhig über den zu untersuchenden Befund hinweggeführt werden. Der Rechner kann anschließend innerhalb weniger Sekunden aus den gespeicherten Daten der Schnittbildebenen die Werte für die dritte Bildebene errechnen und diese auf dem Monitor darstellen. Die Frontalansicht (x-Achse), Seitenansicht (y-Achse) und Tiefendarstellung (z-Achse) kommen auf dem Monitor zur Darstellung. Im eingefrorenen Bild kann nun die weitere Bildverarbeitung erfolgen. Hierbei ist es möglich, aus den 3 Einzelpräsentationen eine räumliche Darstellung auf dem Monitor zu erzeugen (Abb. 13.**1** – 13.**3**). Unter Einsatz verschiedener Spezialtechniken gelingt es unterschiedliche Schnittebenen des Tumors aus den Einzelbildern herauszuarbeiten oder das dreidimensionale Bild sich um die eigene Achse drehen zu lassen, um eine verbesserte Beurteilung zu erreichen. Der Einsatz dieser Technik kann bei speziellen Fragestellungen, wie z.B. Beurteilung intrazystischer Strukturen, helfen, diese sicherer zu beurteilen (Abb. 13.**4**). Auch bei der Tumor-

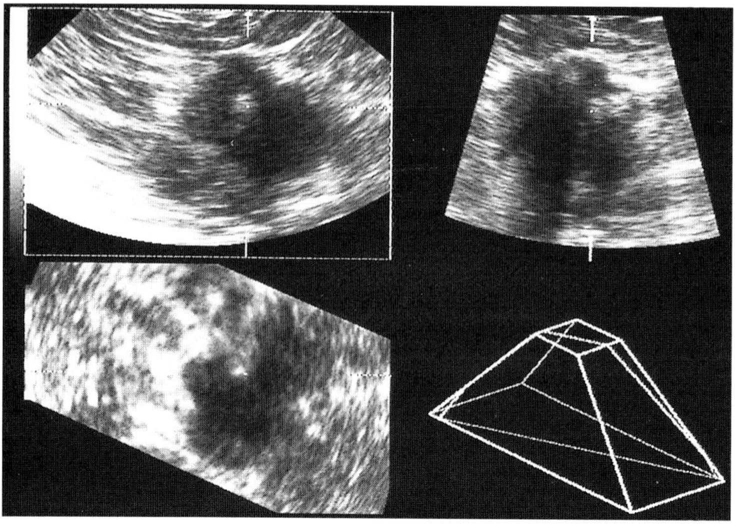

Abb. 13.**1** Dreidimensionale Darstellung eines Mammatumors. Rechts unten ist die Bildposition mit eingeblendet

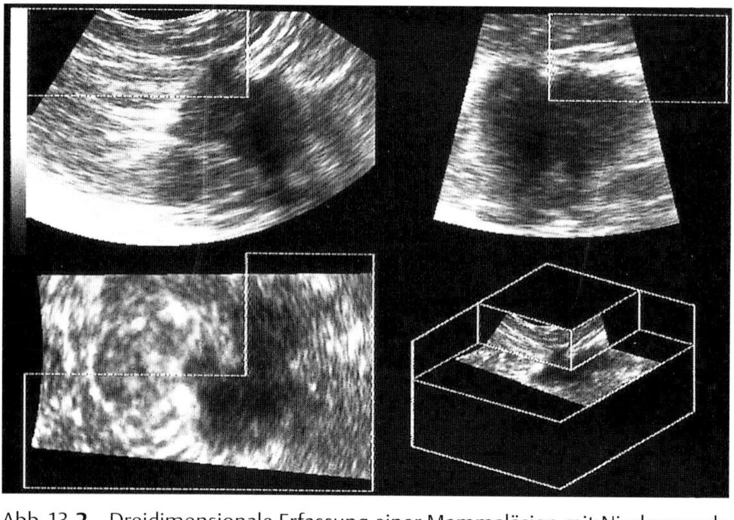

Abb. 13.**2** Dreidimensionale Erfassung einer Mammaläsion mit Nischenmode unten rechts

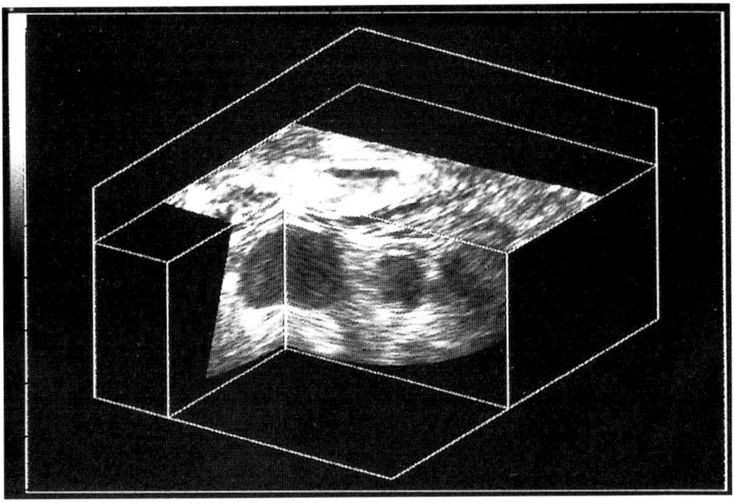

Abb. 13.**3** Nischenmode mit Erfassung des Tumors dreidimensional

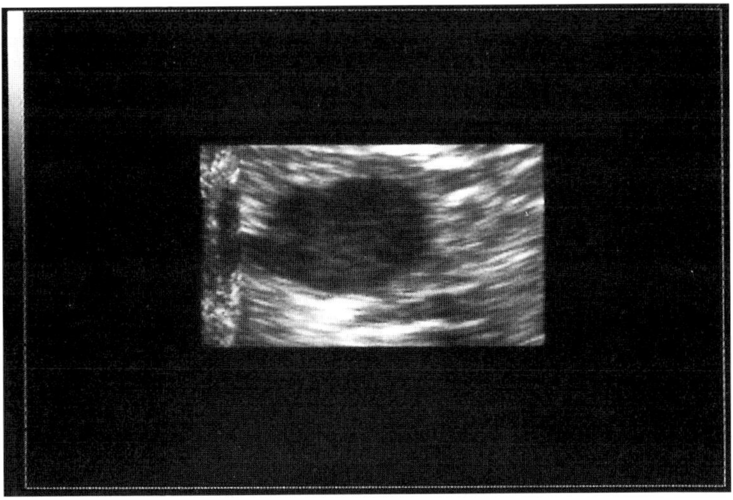

Abb. 13.**4** Darstellung eines zystischen Tumors in Blockform. Diese kann auf dem Monitor noch um die eigene Achse gedreht werden

ausdehnung insbesondere bei neoadjuvanter Therapie kann mit dieser Technik eine Volumenveränderung besser überprüft werden.

13.2 Das Siescap-Verfahren

Die Siescap-Technik ermöglicht die bekannte zweidimensionale Darstellung über einen größeren Abschnitt. Hierbei wird der Schallkopf von Hand langsam über den zu beurteilenden Befund hinweggezogen. Eine schnelle Bildverarbeitung ermöglicht die lückenlose Aneinanderreihung der erzeugten Schnittbilder, so dass ein Übersichtsbild entsteht. Vorteil dieses Verfahrens im Vergleich zu dem üblichen zweidimensionalen B-Bildverfahren ist, dass ein untersuchtes Organ in seiner ganzen Ausdehnung auf einer Bildfläche dokumentier- und beurteilbar wird (Abb. 13.**5** – 13.**7**).

Die beschriebenen Methoden deuten den Fortschritt in der Technik der Sonographie und die zukünftigen Möglichkeiten der Sonographie an. Die dreidimensionale Sonographie könnte, wie heute schon teilweise möglich, den Tumor im Real-time-Verfahren zur Darstellung bringen und eine umfassende Begutachtung ermöglichen. Das Siescap-Verfahren mit der Option der Darstellung größerer Bildabschnitte ermöglicht

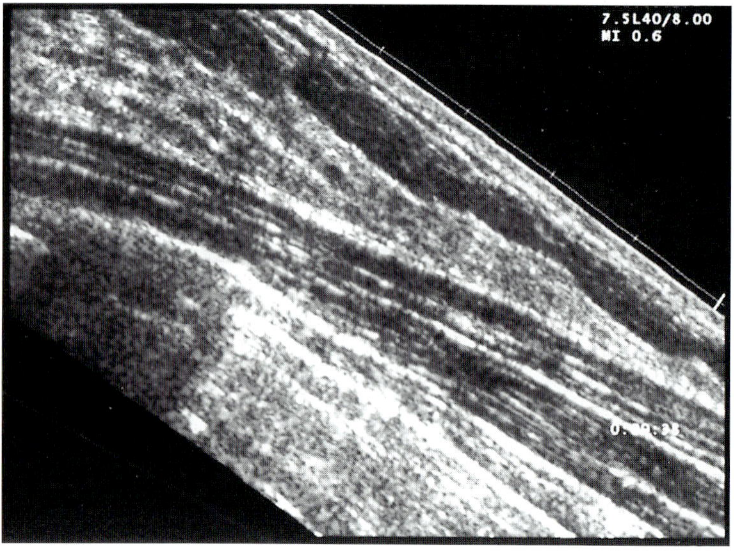

Abb. 13.**5** Darstellung eines Brustdrüsenabschnittes mit dem Siescape

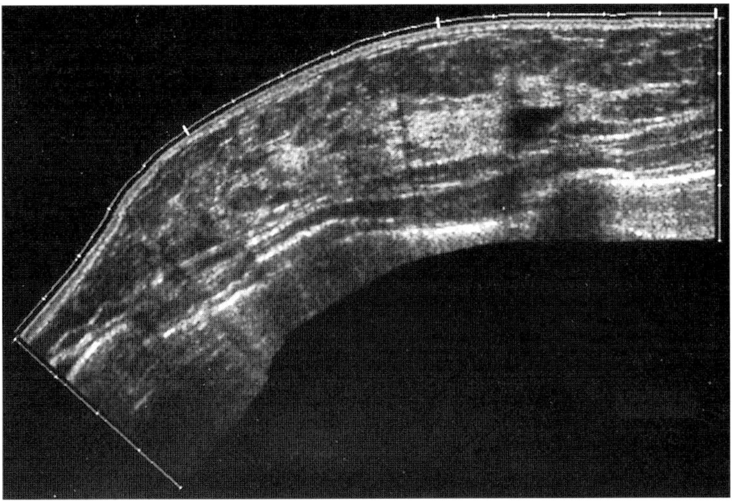

Abb. 13.**6** Gesamter Drüsenkörper in einer vorgewählten Ebene mit Siescape dargestellt

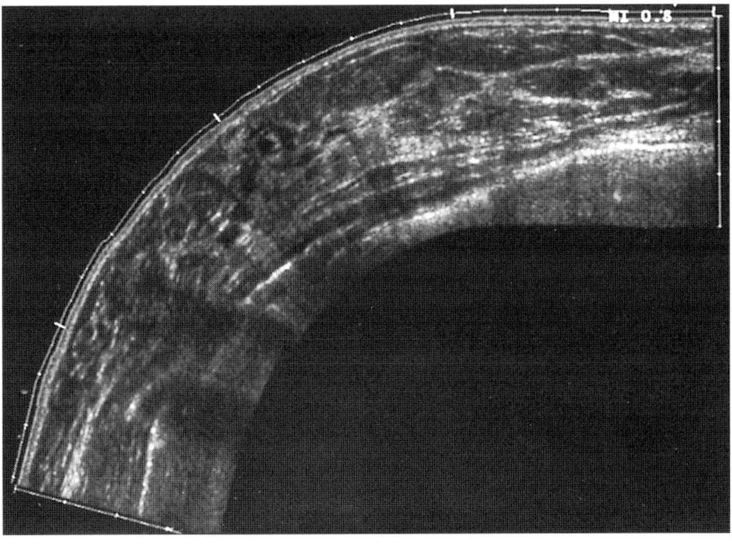

Abb. 13.**7** Brustdrüsengewebe mit Siescape abgefahren. Da der Darstellungsbereich größer als die Bildfläche ist, wölbt sich die Bilddarstellung bogenförmig

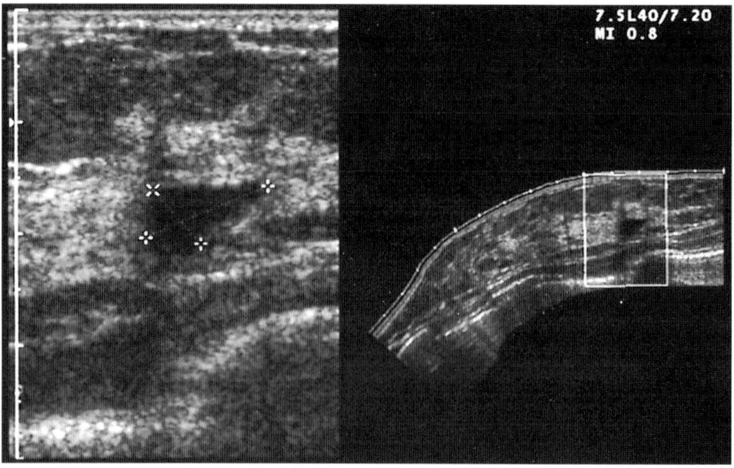

Abb. 13.**8** Mammaläsion mit dem Siescape erfasst. Zusätzlich ist der Befund im Zoom dargestellt

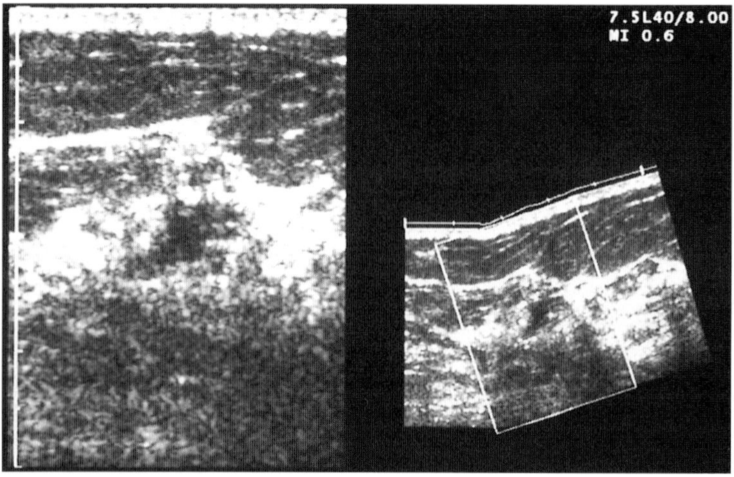

Abb. 13.**9** Mammatumor im Siescape mit zusätzlicher Zoomdarstellung

einen besseren Einblick in das Gesamtgefüge eines Organs (Abb. 13.**8** und 13.**9**). Die Kombination beider Techniken wäre für die Zukunft eine wünschenswerte Option zur Verbesserung der sonographischen Möglichkeiten. Eine weiter verfeinerte Beurteilung von Organen und ihrer Umgebung muss dabei das Ziel sein.

14 Tipps und Tricks

In diesem Buchkapitel werden häufige Fehlermöglichkeiten angesprochen sowie Tipps für den optimalen Ablauf der Mammasonographie dargestellt. Die Hinweise sollen helfen Fehlermöglichkeiten zu erkennen und zu meistern. Nur mit zunehmender Erfahrung lassen sich Probleme einer Technik weitgehend vermeiden und der Umgang damit optimieren.

Bilddokumentation: Von jeder Läsion ein Bild in zwei Ebenen, bei unauffälligem Befund von jeder Brust mindestens ein repräsentatives Bild.
Bild, dunkel: Grauwerteinstellung, Bildverstärkung (Gain, TGC-Regler) sowie Einstellung am Monitor überprüfen (Helligkeit, Kontrast).
Bild, fehlt: Verbindung des Schallkopfes mit dem Gerät überprüfen, Schallkopfwahl kontrollieren, Einstellung am Monitor nachschauen. Manchmal hilft es, das Gerät nur für kurze Zeit auszuschalten.
Bild, hell: Grauwerteinstellung, Bildverstärkung sowie Einstellung am Monitor überprüfen.
Bild, schlecht: Grauwerteinstellung, Fokuspunkte, Ultraschallgel und Bildverstärkung auch am Ultraschallmonitor überprüfen. Ist alles in Ordnung, Ultraschalltechniker rufen.
Brustgewebe, dicht: Echodichte Mammae, wie in Prämenopause oder unter Hormonsubstitution, können einen Problemfall der Mammographie darstellen und eine Indikation zur Mammasonographie sein.
Farbreflexe, fehlen: Kontrolle der Schallverstärkung (Farbgain) sowie vorgewählter Flussgeschwindigkeit die 3 – 5 cm/s betragen soll, überprüfen.
Farbreflexe, übermäßig: Schallverstärkung und Flussgeschwindigkeit kontrollieren.
Fokuspunkt: Dieser sollte stets zwischen 1 und 3 cm unterhalb der Haut platziert sein um eine optimale Beurteilung zu ermöglichen. Sind mehrere Fokuspunkte gleichzeitig einschaltbar, so sollte diese Möglichkeit verwendet werden, wenn der Bildaufbau dadurch nicht zu langsam wird.

Kalk: Die Darstellung von Kalk im Brustdrüsengewebe gelingt im Allgemeinen nur mit der Mammographie. Mit hochauflösenden Scannern ist es mit Erfahrung möglich Makrokalk zu erfassen.
Lokale Auslöschung: Auslöschphänomen durch Cooper-Ligamente ausschließen. Bleibt das Phänomen als Strich stets an gleicher Stelle kann ein Kristall im Schallkopf defekt sein – Techniker rufen.
Mamillenregion: Vorsichtiges Abfahren um Schmerzen zu vermeiden, reichlich Ultraschallgel verwenden. Zur Beurteilung der Nippel- und Areolaregion beim Mann Vorlaufstrecke verwenden oder Plastikring aufgelegt und mit Ultraschallgel ausgefüllt.
Mamillensekretion: Hier kann eine Vorlaufstrecke hilfreich sein. Duktektasien mit in das Lumen ragenden Raumforderungen überprüfen, um möglicherweise vorhandene Papillome nachzuweisen. Punktion des Duktus mit möglicher Auffüllung durch Kontrastverstärker bedenken. Mammographie anordnen.
Mammahypertrophie: Große, lipomatöse Mammae können nicht immer ausreichend in der Sonographie beurteilt werden. Mit zunehmender Eindringtiefe lässt die Auflösung nach. Mammographie großzügig anordnen. Der Einsatz eines Schallkopfes mit einer niedrigeren Schallfrequenz als 5 MHz oder ein Sektorscanner kann hilfreich sein.
Mammakarzinom: Verlaufskontrolle mit Mammasonographie auch bei primärer Chemotherapie möglich. Daran denken, dass unter Chemotherapie Tumoren zerfallen können und dann als mehrere kleine Befunde imponieren. Zusätzlich axilläre, periklavikuläre und Lymphknoten am Hals kontrollieren.
Mammakarzinom, exulzeriert: Da direkter Kontakt zwischen Befund und Schallkopf erfolgt, sterile Bedingungen herstellen; Hautdesinfektionsmittel zur Ankoppelung verwenden.
Mammatumor: Jeder Befund in der Brust, der sonographisch auffällig ist, sollte abgeklärt werden, aber nicht stets durch offene Biopsie.
Mastopathie-Mastodynie: Vergleich beider Mammae hilft in der Diagnose weiter; bei zystischer Mastopathie ist immer die genaue Beurteilung der Umgebung und nicht nur des Zysteninhaltes erforderlich. Auf Bildung von kleinen Zysten achten. Zyklusabhängigkeit überprüfen.
Narbe, alt: Ist die Narbe abgeheilt, eingezogen oder uneben, kann Ultraschallgel dicker aufgetragen werden, um eine gute Ankoppelung des Schallkopfes herzustellen.
Narben, frisch: Bei frischen Narben sollte kein Ultraschallgel wegen der Infektionsgefahr verwendet werden. Hautdesinfektionsmittel zur Ankoppelung verwenden.
Patientin: Offene Demonstration und Diskussion sonographischer Befunde fördern das Vertrauen der Patientin zum Arzt und zur Methode.

Beobachtung des Untersuchungsablaufs sollte auf einem Monitor ermöglicht werden.

Prothesen: Prothesenkapsel vollkommen überprüfen, um eine Leckage, ein Silikonom oder eine Kapselfibrose auszuschließen. Stets Axilla mit kontrollieren. Bei Unklarheiten weiterführende Untersuchungen wie Magnetresonanztomographie veranlassen.

Punktion: Die Punktion sollte unter sonographischer Kontrolle möglichst mit Assistenz erfolgen. Ist die Punktionsnadel nicht optimal sichtbar, Punktionswinkel sowie Position der Nadel zur Schallkopfrichtung kontrollieren. Nicht jede Zyste muss punktiert werden. Nur bei Beschwerden oder ausdrücklichem Wunsch der Patientin sollte dies in Betracht gezogen werden.

Punktion, fehlerhaft: Es ist zu prüfen ob die Nadel optimal im Befund platziert war, fächerförmig punktiert wurde, der Unterdruck bei Entfernen der Nadel abgebaut war. Hat die Patientin keine Einwände, sollte sofort eine erneute Punktion erfolgen.

Punktion, Lagerung: Ausspannen der Brust durch Lage des Armes hinter dem Kopf, Patientin sollte mit dem Oberkörper flach liegen.

Schmerzen im Thoraxbereich: Stets Ultraschallkontrolle, um tastbare Befunde oder Metastasen nicht zu übersehen. Bei Schmerzen im Arm oder Halsbereich gleiches Vorgehen. Knochenmetastasen können, wenn sie im Rippenbereich gelagert sind, mit Erfahrung erfasst werden.

Tumor, groß: Ist der Tumor in seinem Durchmesser größer als das Bildfeld sollte ein Sektorscanner zum Vermessen benutzt werden.

Tumormarkierung: Nicht tastbare Tumoren sollten stets vor der Operation nadelmarkiert werden. Sonographisch erfassbare Befunde unter Ultraschallsicht, Mikrokalzifizierungen radiologisch.

Tumor in der Haut: Ausreichend Gel auf die Haut auftragen, damit Gelpolster über Befund eine bessere Abgrenzung zur Haut ermöglicht; Vorlaufstrecke verwenden.

Ultraschallgel: Stets reichlich verwenden um eine gute Ankoppelung zwischen Haut und Schallkopf zu erzielen.

Unklarer Befund: Bei unklarem Befund muss mit der Patientin besprochen werden, welches weitere Vorgehen sinnvoll ist. Patientin nicht überreden wollen, sondern deren Wunsch berücksichtigen. Alternatives Vorgehen ansprechen.

Vorgehen: Empfehlenswert ist die standardisierte vollständige Sonographie beider Mammae sowie der Axillen bei jeder Mammasonographie.

15 Literaturverzeichnis

Adler, D. D., P. L. Carson, J. M. Rubin, D. Quinn-Reid: Doppler ultrasound color flow imaging in the study of breast cancer. Preliminary findings. Ultrasound Med. Biol. 16 (1990) 553 – 559

Adler, D. D., D. L. Hyde, D. M. Ikeda: Quantitative sonographic parameters as a means of distinguishing breast cancers from benign solid breast masses. J. Ultrasound Med. 10 (1991) 505 – 508

Andersson, I., K. Aspergen, L. Janzon: Mammographic screening and mortality from breast cancer: the Malmö mammographic screening trial. Brit. med. J. 207 (1988) 943 – 948

Anton, R. W., H. Junkermann, S. Wolf, J. Teubner: Lokalisation nicht-palpabler Läsionen in der Mammographie zur präoperativen Markierung und Gewebeentnahme. Radiologe 33 (1993) 271 – 276

Appelbaum, A. H., G. F. Evans, K. R. Levy, R. H. Amirkhan, T. D. Schumpert: Mammographic appearance of male breast disease. Haut und Brust, Atlas und Lehrbuch. Radiographics 19 (1999) 559 – 568

Azavedo, E., G. Svane: Radiologic aspects of breast cancers detected through a breast cancer screening program. Europ. J. Radiol. 3 (1991) 88 – 90

Bader, W., W. R. Otto, S. Böhmer, F. Degenhardt, J. Schneider: Texturanalyse: Ein neues Verfahren zur Beurteilung mammasonographischer Herdbefunde. Bildgeb. Imag. 61, Suppl. 2 (1994) 31 – 35

Bahrt, V., K. Prechtel: Atlas der Brustdrüse und ihre Erkrankungen. Enke, Stuttgart 1990

Balu-Maestro, C., J. N. Bruneton, A. Geoffray, C. Chauvel, A. Rogopoulos, O. Bittman: Ultrasonographic posttreatment follow-up of breast cancer patients. J. Ultrasound Med. 10 91) 1 – 7

Bassett, L. W, M. Ysrael, R. H. Gold, C. Ysrael: Usefulness of mammography and sonography in women less than 35 years of age. Radiology 180 (1991) 831 – 835

Bassett, L. W., R. Jahanashahi, R. H. Dold, Y. S. Fu: Mammographie. Ein Fall-Atlas. Deutscher Ärzte-Verlag, Köln 1992

Bässler, R.: Mamma. In Remmele, W: Pathologie, Bd 3., Springer, Berlin 1984, 305 – 391

Bastert, G.: Spezielle gynäkologische Onkologie II, Klinik der Frauenheilkunde und Geburtshilfe, Band 12; Urban & Schwarzenberg, München, Wien Baltimore, 3. Auflage, 1996

Bauer, M., R. Schulz-Wendtland, E. Kommoss, H. Meisenbacher: Hochgeschwindigkeitsstanze: Eine neue Methode zur histologischen Abklärung unklarer Mammaläsionen (n = 115). Abstraktband zur 12. Wissenschaftlichen Tagung der Deutschen Gesellschaft für Senologie, Köln 1992

Blohmer, J. U.: Mammasonographie – Normale Anatomie. In: Sohn, C., W. Holzgreve: Ultraschall in Gynäkologie und Geburtshilfe. Thieme, Stuttgart 1995, 671 – 718

Blohmer, J. U., R. Bollmann, R. Chaoui, H. U. Lau: The assessment of breast vascularity using pulsed wave and colour Doppler sonography. Bildgeb. Imag. 60, Suppl. 2 (1993) 46

Blohmer, J. U., R. Bollmann, R. Chaoui, A. Kürten, H. U. Lau: Die Mastitis nonpuerperalis in der Realtime- und Farbdoppler-Sonographie. Geburtsh. u. Frauenheilk. 54 (1994) 161 – 166

Blohmer, J. U., R. Bollmann, A. Schmalisch, R. Chaoui, H. U. Lau: Die Differentialdiagnose von Mammatumoren durch den Vergleich der Durchblutung des Tumors mit der kontralateralen Brust mittels farbkodierter, gepulster Dopplersonographie. Geburtsh. u. Frauenheilk. 55 (1995) 1 – 6

Blohmer, J. U., G. Schmalisch, B. Hruby, R. Chaoui, S. Paepke, R. Bollmann: Sonographische Kriterien in der Differentialdiagnose von Herdbefunden der Mamma. Ultraschall 16 (1995) 525 – 529

Blood, H. C., B. R. Zetter: Tumor interactions with the vasculature: angiogenesis and metastasis. Biochim. biophys. acta. 1032 (1990) 89 – 118

Bork, K.: Male breast carcinoma: a review of 229 patients who resented to the Margaret Hospital during 40 years: 1955 – 1996, Gustav Fischer Verlag, Stuttgart, Jena, New York 1995

Bouck, N.: Understanding tumor angiogenesis. Contemp. Oncol. (1994) 24 – 29

Brenner, H., H. Wiebelt, H. Ziegler: Die Entwicklung der Inzidenz und Prognose des Mammakarzinoms bei jungen Frauen vor dem Hintergrund von Veränderungen des Risikofaktorenprofils. Geburtsh. u. Frauenheilk. 50 (1990) 683 – 688

Britton, P. D., R. A. Coulden: The use of Doppler ultrasound in the diagnosis of breast cancer. Clin. Radiol. 42 (1990) 399 – 401

Bronstein, A. D., R. F. Kilcoyne, R. E. Moe: Complications of needle localization. Arch. Surg. 123 (1988) 775 – 779

Burns, P. N., M. Halliwell, P. N. Wells, A. J. Webb: Ultrasonic Doppler studies of the breast. Ultrasound Med. Biol. 8 (1982) 127 – 143

Burns, P. N., J. M. Virjee, M. Gowland et al.: The origin of Doppler shift signals from breast tumors. In: Jellins, J. T. Kobayashi: Ultrasonics Examinations of the Breast. Wiley, New York (1983) 379 – 384

Cazzialanza, E., P. Magnani, A. Segalini, M. Canepari: New uses of mammary ultrasonography. Aesthet. plast. Surg. 18 (1994) 189 – 193

Ciatto, S., S. Catania, P. Bravetti, R. Bonardi, P. Carriagi, E. Pacifico: Fine-needle cytology of the breast: a controlled study of aspiration versus nonaspiration. Diagn. Cytopathol. 7 (1991) 125 – 127

Ciatto, J., P. Bravetti, J. Cecchini, G. Grazzini, A. Iossa, P. Cariaggi, P. Bulgaresi, M. Confortini, P. Pacini: The role of fine needle aspiration cytology in the differential diagnosis of suspected breast cancer local recurrences. Tumor 76 (1990) 225 – 226

Cosgrove, D.: Doppler competes for breast evaluation role. Diagn. Imag. 8 (1992) 40 – 41

Dambrosio, F., D. Amy: Clinical Atlas of Breast Sonography. CIC Edizioni Internazionali, Rom, 1994

Davis, P. S., R. S. Wechsler, S. A. Feig, D. E. March: Migration of breast biopsy localisation wire. Amer. J. Roentgenol. 150 (1988) 787 – 788

Delorme, S., R.-W. Anton, M. V. Knopp, B. Betsch, U. Trost, I. Junkermann, D. v. Fournier, G. van Kaick: Dopplersonographie des Mammakarzinoms. Radiologe 33 (1993) 287 – 291

Dock, W: Duplex sonography of mammary tumors. Prospective study of 75 patients. J. Ultrasound. Med. 12 (1993) 79 – 82

Duda, V. E, G. Rode, R. Schlief: Echocontrast agent enhanced color flow imaging of the breast. Ultrasound Obstet. Gynecol. 3 (1993) 191 – 194

Dussik, K. T.: Über die Möglichkeit hochfrequente mechanische Schwingungen als diagnostisches Hilfsmittel zu verwerten. Z. Ges. Neurol. Psychiat. 174 (1942) 152 – 168. In: Eckel, K.: Die Entdeckung des ersten bildgebenden Verfahrens der Ultraschalldiagnostik durch K.-Th. Dussik vor 50 Jahren. Ein historischer Rückblick 1942 – 1992. Ultraschall Klin. Prax. 7 (1992) 299 – 305

Ernst, R., A. Weber, W. Liebe, J. Friemann: Wert der Sonographie in der präoperativen Diagnostik des multizentrischen multifokalen Mammakarzinoms. In: Hansmann, M.: Ultraschalldiagnostik 86, Springer, Berlin 1986

Ernst, R., A. Weber, K. H. Bauer, J. Friemann, V. Zumtobel: Perioperative Ultraschalluntersuchung der Brustdrüse beim Mammakarzinom. Zbl. Chir. 115 (1990) 963 – 975

Feldman, F.: Angiography of cancer of the breast. Cancer 23, (1969) 803 – 810

Finlay, M. E., J. E. Liston, L. G. Lunt, J. R. Young: Assessment of the role of ultrasound in the differentiation of radial scars and stellate carcinomas of the breast. Clin. Radiol. 49 (1994) 52 – 55

Finsterer, H., K. Prechtel: Mammazytologie. Möglichkeiten und Grenzen. Beitr. Onkol. 38 (1990) 93 – 105

Folkman, J.: How is blood vessel growth regulated in normal and neoplastic tissue? Cancer Res. 46 (1986) 467 – 473

Folkman, J.: Tumor angiogenesis: therapeutic implications. New Engl. J. Med. 285 (1986) 1182

Folkman, J.: How is blood vessel growth regulated in normal and neoplastic tissue? Cancer Res. 46 (1986) 467 – 473

Folkman, J.: The role of angiogenesis in tumor growth. Semin. Cancer Biol. 3 (1992) 65 – 71

Folkman, J., K. Watson, D. Ingber, D. Hanahan: Induction of angiogenesis during transition from hyperplasia to neoplasia. Nature 339 (1989) 58 – 61

Fornage, B. D., J. G. Longan, E. Andry: Fibroadenoma of the breast: sonographic appearance. Radiology 172 (1989) 671 – 675

Fornage, B. D., M. Morel, O. Toubas: Accuracy of sonography in the size of determination of breast carcinoma. Radiology 165 (1987) 36 – 39

Fornage, B. D., N. Sneige, M. J. Faroux, E. Andry: Sonographic appearance and ultrasound-guided fine-needle aspiration biopsy of breast carcinomas smaller than 1 cm^3. J. Ultrasound Med. 9 (1990) 559 – 568

Fornage, B. D., O. Toubas, M. Morel: Clinical, mammographic and sonographic determination of preoperative breast cancer size. Cancer 60 (1987) 765 – 771

Fornage, B. D., M. I. Ross, S. E. Singletary, D. D. Paulus: Localization of impalpable breast masses: value of sonography in the operating room and scanning of excised specimens. Amer. J. Roentgenol. 163 (1994 b) 569 – 573

Fornage, B. D., N. Sneige, S. E. Singletary: Masses in breasts with implants: diagnosis with US-guided fine-needle aspiration biopsy. Radiology 191 (1994) 339 – 342

Forouhi, P., J. S. Walsh, T. J. Anderson, U. Chetty: Ultrasonography as a method of measuring breast tumour size and monitoring response to primary systemic treatment. Brit. J. Surg. 81 (1994) 223 – 225

Frischbier, H. J.: Beitrag zur kontroversen Einschätzung des Mammographie-Screenings bei asymptomatischen Frauen zwischen dem 40. und 50. Lebensjahr. Geburtsh. u. Frauenheilk. 54 (1994) 1 – 11

Gordon, P. B., S. L Goldenberg, N. H. Chan: Solid breast lesions: Diagnosis with US-guided fine-needle aspiration biopsy. Radiology 189 (1993) 573 – 580

Gorden, P., S. L. Goldenberg: Malignant breast masses detected only by ultrasound: A retrospective review. Cancer 76 (1995) 626 – 630

Goss, P. E., C. Reid, M. Pintilie, R. Lim, N. Miller: Fine needle aspiration cytology in the management of male breast masses. Nineteen years of experience; Cancer 1 (1999) 629 – 639

Guyer, P. B., K. C. Dewbury: Ultrasound of the breast in the symptomatic and x-ray dense breast. Clin. Radiol. 36 (1985) 69 – 76

Hachiya, J., T. Seki, M. Okada, T. Nitaton, T. Korenaga, Y. Furuya: MR imaging of the breast with Gd-DTPA enhancement: comparison with mammography and ultrasonography. Radiat. Med. 9 (1991) 232 – 240

Hackelöer, B.-J., V. Duda, G. Lauth: Ultraschall-Mammographie. Springer, Berlin 1986

Harlow, C. L., E. M. Schackmuth, P. S. Bregman, B. E. Zeligman, C. T. Coffin: Sonographic detection of hematomas and fluid after imaging guided core breast biopsy. J. Ultrasound Med. 13 (1994) 877 – 882

Harter, L. P., J. S. Curtis, G. Ponto, P. H. Craig: Malignant seeding of the needle track during stereotaxic core needle breast biopsy. Radiology 185 (1992) 713 – 714

Hayes, R., M. Michel, H. B. Nunnerley: Acute inflammation of the breast – the role of breast ultrasound in diagnosis and management. Clin. Radiol. 44 (1991) 253 – 256

Heilenkötter, U., P. Jagella: Farbdopplersonographie exstirpationsbedürftiger Mammatumoren – Darstellung einer Untersuchungsmethode. Geburtsh. u. Frauenheilk. 53 (1993) 247 – 252

Heinrich, J., D. Radmann, M. Budner: Präparatesonographie. Eine neue Methode der Qualitätssicherung in der operativen Therapie des Mammakarzinoms. Gynäkol. Prax. 20 (1996) 89 – 98

Hergan, K.: Sonography of the axilla and supraclavicular region. Europ. J. Ultrasound (1996) 113 – 124

Hergan, K., T. Amann, W. Oser: Sonoanatomie der Axilla. Ultraschall Med. 12 (1991) 236 – 243

Hermanek, P., O. Scheibe, B. Spiessl, G. Wagner: UICC: TNM-Klassifikation maligner Tumoren, 2. Revision. Springer, Berlin 1992

Heywang, S. H., A. Wolf, E. Pruss, T. Hilberta, W. Eiermann, W. Permanetter: MRI of the breast: use and limitations. Radiology 171 (1989) 95 – 103

Heywang-Köbrunner, S. H.: Contrast-enhanced MRI of the breast. Schering Medizinische Redaktion, Berlin 1990

Homer, M. J.: Localization of nonpalpable breast lesions with the curvedend, retractable wire: leaving the needle in vivo. Amer. J. Roentgenol. 151 (1988) 919 – 920

Huber, S., S. Delorme, M. V. Knopp, H. Junkermann, I. Zuna, D. von Fournier, G. van Kaick: Computer assisted quantitative assessment of color Doppler sonography in the evaluation of breast tumors. Bildgeb. Imag. 60, Suppl. 2 (1993) 18 – 21

Jellins, J.: Combining imaging and vascularity assessment of breast lesions. Ultrasound Med. Biol. 14 Suppl. 1 (1988) 121 – 130

Jellins, J., T. Kobayashi: Ultrasonic Examination of the Breast. Wiley, New York 1983

Jellins, J., G. Kossoff, T. S. Reeve, B. H. Barraclough: Ultrasonic grey scale visualization of breast disease. Ultrasound Med. Biol. 1 (1975) 393 – 404

Jonat, W.: Aktuelle Aspekte in der Diagnostik des Mammakarzinoms. Enke, Stuttgart 1989

Joshi, A., K. Kapila, K. Verma, U. Meckler: Ultraschall des Abdomen, Diagnostischer Leitfaden, Deutscher Ärzte Verlag, 1991

Junkerman, H., H. W. Anton, E. Krapfl, A. Harcos, D. von Fournier: Abklärung von Mammaläsionen durch Stanz-, Drill- und Feinnadelbiopsie. Radiologe 33 (1993) 267 – 270

Kaiser, W. A., K. Diedrich, M. Reiser, D. Krebs: Moderne Diagnostik der Mamma. Geburtsh. u. Frauenheilk. 53 (1993) 1 – 14

Kamino, T. S., Kameoka, H. Muraki.: Significance of ductal findings in ultrasonic examination of the breast: Diagnosis of intraductal tumor and intraductal spreading of breast cancer. In Kasumi, F., E. Ueno: Topics in Breast Ultrasound. Shinohara, Tokyo (1991) 200 – 205

Kaplan, S. S., M. J. Racenstein, W. S. Wong, G. C. Hansen, M. M. McCombs, L. W. Bassett: US-guided core biopsy of the breast with a coaxial system. Radiology 194 (1995) 573 – 575

Kassenärztliche Bundesvereinigung: Qualifikationsvoraussetzungen gemäß § 135 Abs. 2 SGB V zur Durchführung von Untersuchungen in der Ultraschalldiagnostik (Ultraschall-Vereinbarung). Dtsch. Ärztebl. 90 B (1993) 390 – 403

Kedar, R. P., D. O. Cosgrove, I. E. Smith, J. L. Mansi, I. C. Bamber: Breast carcinoma: measurement of tumor response to primary medical therapy with color Doppler flow imaging. Radiology 190 (1994) 825 – 830

Kindermann, G., T. Genz: Treatment of primary breast cancer. In: Burghardt, E.: Surgical Gynecologic Oncology. Thieme, Stuttgart 1993

Konishi, Y. K.: Clinical application of color Doppler imaging to the diagnosis of breast disease. Toshiba med. Rev. 42 (1992) 12 – 27

Kopans, D., J. Meyer, N. Sadowsky: Breast imaging. New Engl. J. Med. 310 (1984) 960 – 966

Kwasnik, E. M., N. L. Sadowsky, R. W. Vollmann: An improved system for surgical excision of needle-localized nonpalpale breast lesions. Amer. J. Surg. 154 (1987) 476 – 467

Laine, H. R., T. Tukeva, P. Mikkola, T. Holström: Assessment of mammography and ultrasound examination in the diagnosis of breast cancer. Europ. J. Ultrasound 3 (1996) 9 – 14

Leonard, C., C. L. Harlow, C. Coffin, J. Drose, L. Norton, J. Kinzie: Use of ultrasound to guide radiatio boost planning following lumpectomy for carcinoma of the breast. Int. J. Radiat. Oncol. Biol. Phys. 27 (1993) 1193 – 1197

Leucht, W.: Lehratlas der Mammasonographie. Thieme, Stuttgart 1989

Leucht, W.: Teaching Atlas of Breast Ultrasound. Thieme, Stuttgart 1992

Leucht, D., H. Madjar: Lehratlas der Mammasonographie. Thieme, Stuttgart 1995

Libermann, L., D. Dershaw; P. P. Rosen, A. F. Abramson, B. M. Deutsch, L. E. Hann: Stereotaxic 14-gauge breast biopsy: how many core biopsy specimens are needed? Radiology 192 (1994) 793 – 795

Liston, J. C., C. M. Malata, S. Varma, M. Scott, D. T. Sharpe: The role of ultrasound imaging in the diagnosis of breast implant rupture: a prospective study. Brit. J. plast. Surg. 47 (1994) 477 – 482

Ljung, B. M.: Fine needle aspiration of the breast. In Wied, G. L., C. M. Keebler, L. G. Koss, S. E. Löfgren, M. I. Andersson, L. Bondeson, K. Lindholm: X-ray guided fine-needle aspiration for the cytologic diagnosis of nonpalpable breast lesions. Cancer 61 (1988) 1032 – 1037

Madjar, H.: Dopplersonographie in der Differentialdiagnose von Mammatumoren. Thieme, Stuttgart 1995

Madjar, H., A. Du Bois, F. Kommoss, H. G. Meerpohl, A. Pfleiderer: Implementation of Doppler ultrasound for therapy control of breast malignancies treated with chemotherapy. Onkologie 16 (1993) 183 – 188

Madjar, H., J. Jellins: Role of echo enhanced ultrasound in breast mass investigations. Europ. J. Ultrasound 5 (1997) 65 – 75

Madjar, R., J. Jellins, H. Schillinger, H. G. Hillemanns: Differenzierung von Mammakarzinomen durch CW-Doppler-Ultraschall. Ultraschall Med. 7 (1986) 183 – 184

Madjar, H., H. A. Ladner, W. Sauerbrei, A. Oberstein, H. Prömpeler, A. Pfleiderer: Preoperative staging of breast cancer by palpation, mammography and high-resolution ultrasound. Ultrasound Obstet. Gynecol. 3 (1993) 185 – 190

Madjar, H., U. Makowiec, A. Mundinger, A. Du Bois, F. Kommoss, H. Schillinger: Einsatz der hochauflösenden Sonographie zur Brustkrebsvorsorge. Ultraschall in Med. 15 (1994) 20 – 23

Madjar, H., A. Mundinger, U. Lattermann, H. Gufler, H. J. Prömpeler: Phantomuntersuchungen von Ultraschallgeräten zur Qualitätsverbesserung in der Mammadiagnostik. Ultraschall in Med. 17 (1996) 85 – 95

Madjar, H., S. Münch, W. Sauerbrei, M. Bauer, H. Schillinger: Differenzierte Mammadiagnostik durch CW-Doppler-Ultraschall. Radiologe 30 (1990) 193 – 197

Madjar, H., H. J. Prömpeler, R. Schürmann, A. Göppinger, M. Breckwoldt, A. Pfleiderer: Verbesserung der Durchblutungsdiagnostik von Brusttumoren durch Echokontrastmittel. Geburtsh. u. Frauenheilk. 53 (1993) 866 – 869

Madjar, H., H. J. Prömpeler, R. Wolfahrt, T. Bauknecht, A. Pfleiderer: Farbdopplerflußdaten von Mammatumoren. Ultraschall in Med. 15 (1994) 69 – 76

Madjar, H., H. J. Prömpeler, F. Kommoss, A. Göppinger: Ergänzt der Farbdoppler die Mamadiagnostik? Radiologe 32 (1992) 568 – 575

Madjar, H., H. J. Prömpeler, W. Sauerbrei, R. Wolfarth, A. Pfleiderer: Color doppler flow criteria of breast lesions. Ultrasound Med. Biol. 20 (1994) 849 – 858

Madjar, H., H. J. Prömpeler, W. Sauerbrei, A. Mundinger, A. Pfleiderer: Differential diagnosis of breast lesions by color doppler. Ultrasound Obstet. Gynecol. 6 (1995) 199 – 204

Madjar, H., H.J. Prömpeler, G. De Gregorio, A. Mundinger: Hochauflösender Ultraschall. Mögliche Früherkennung von Mammatumoren. Gynäkol. Prax. 19 (1995) 685 – 696

Madjar, H., W. Sauerbrei, S. Münch, H. Prömpeler, H. Schillinger: Methodenanalyse zur Doppleruntersuchung der weiblichen Brust. Ultraschall in Med. 4 (1990) 196 – 201

Madjar, H., W. Sauerbrei, A. Rachowska, A. Pfleiderer: Vergleich von hochauflösender Sonographie und Mammographie. Ultraschall Klin. Prax. 6 (1991) 290 – 297

Madjar, H., W. Sauerbrei, S. Münch, H. Schillinger: Continuous-wave and pulsed doppler studies of the breast: Clinical results and effect of transducer frequency. Ultrasound Med. Biol. 17 (1991) 31 – 39

Madjar, H., J. Teuber, B. J. Hackelöer: Breast Ultrasound Update. Karger, Basel 1994

Madjar, H., M. Vetter, R. J. Prömpeler, P. Wieacker, H. Schillinger: Untersuchungen zur normalen Vaskularisation der weiblichen Brust durch Doppler-Ultraschall. Ultraschall in Med. 13 (1992) 171 – 177

Madjar, H., M. Vetter, H. Prömpeler, M. Breckwoldt, A. Pfleiderer: Doppler measurement of breast vascularity in women under pharmacologic treatment of benign breast disease. J. Reprod. Med. 38 (1993) 935 – 940.

McNicholas, M. M. J., P. M. Mercer, J. C. Miller, E. W. M. McDermott, N. J. O'Higgins, D. P. MacErlean: Color Doppler sonography in the evaluation of palpable breast masses. Amer. J. Roentgenol. 161 (1993) 765 – 771

Memis, A., E. E. Ustun, S. Orguc: Mammographic and ultrasonographic evaluation of breast after excisional biopsy. Europ. J. Ultrasound 5 (1997) 47 – 51

Moriggl, B., M. Steinlechner: Ultrasonoanatomy for evaluation of the local lymphatic groups of the mamma. Surg. radiol. Anat. 16 (1994) 77 – 85

Natsuki, S., K. Yamazaki: A study on the vascular proliferation in tissues around the tumor in breast cancer. Jap. J. Surg. 18 (1988) 235 – 242

Nishimura, S., S. Matsusue, S. Koizumi, S. Kashihara: Architectural distortion of subcutaneous fascial layer in breast tumors: ultrasonographic evaluation. Ultrasound Med. Biol. 18 (1992) 815 – 820

Nyirjesy, I., F. S. Billingsley: Management of breast problems in gynecologic office practice using sonography and fine-needle aspiration. Obstet. Gynecol. 79 (1992) 699 – 702

Ohlinger, R., J. Heinrich, D. Radmann, M. Budner: Invasive Mammadiagnostik unter Ultraschallsicht. Med. im Bild 3 (1996) 9 – 16

Pahnke, V. G., H. J. Kitschke, M. Bernauer, R. Koll: Mastitis nonpuerperalis – eine Erkrankung mit zunehmender klinischer Relevanz? Geburtsh. u. Frauenheilk. 45 (1985) 29 – 35

Pamib, M., M. Soiva, E. M. Lavast: Real-time ultrasound, axillary mammography, and clinical examination in the detection of axillary lymph node metastasis in breast cancer patients. J. Ultrasound Med. 8 (1989) 115 – 120

Parker, S. H.: Percutaneous large core breast biopsy. Cancer 74, Suppl. 1 (1994) 256 – 262

Peters-Engl, C., M. Medl, S. Leodolter: The use of colour-coded and spectral Doppler ultrasound in the differentiation of benign and malignant breast lesion. Brit. J. Cancer 71 (1995) 137 – 139

Plate, K. H.: Angiogenese und Anti-Angiogenese. Dtsch. Ärztebl. 90 (1993) 2987 – 2995

Potterton, A. J., D. J. Peakman, J. R. Young: Ultrasound demonstration of small breast cancers detected by mammographic screening. Clin. Radiol. 49 (1994) 808 – 813

Radmann, D., J. Heinrich: Sonographische Diagnostik des Mammakarzinoms. Gynäkol. Prax. 17 (1993) 675 – 684

Richter, K.: Technique for detecting and evaluating breast lesions. J. Ultrasound Med. 13 (1994) 797 – 802

Richter, K.: Detection of diffuse breast cancer with a new sonographic method. J. clin. Ultrasound 24 (1996) 157 – 168

Richter, K., S. H. Heywang-Köbrunner: Sonographic Differentiation of benign from malignant breast lesions: Value of indirect measurement of ultrasound velocity. Amer. J. Roentgenol. 165 (1994) 825 – 831

Rosen, P. P., A. A. Fracchia, J. A. Urban, D. Schottenfeld, S. F. Robbins: Residual mammary carcinoma following simulated partial mastectomy. Cancer 35 (1975) 739 – 747

Rubin E.: Cutting-edge sonography obviates breast biopsy. Diagn. Imag. Suppl. 9 (1996)

Röder, H. U., L. Schäfer, B. Schmidt, E. Walter: Übereinstimmung von mammographischer und pathologisch-anatomischer Tumorausdehnung beim Mammakarzinom. Fortschr. Röntgenstr. 154 (1991) 321 – 325

Satake, H., K. Shimamoti, T. Endo, T. Ishigaki, H. Funahashi: Value of sonography and galactography in dilated ducts or cysts of the breast. Europ. J. Ultrasound 6 (1997) 127 – 130

Schlecht, L, J. Hadijuana, N. Hosten, H. Dellinger, C. Minguillon, W. Lichtenegger, R. Felix: Ultraschalluntersuchung der weiblichen Brust: Vergleich von 7,5 und 13 MHz. Akt. Radiol. 6 (1996) 69 – 73

Schepps, B., F. H. Scola, R. E. Frates: Benign circumscripted breast masses. Mammographic and sonographic appearance. Obstet. Gynecol. Clin N. Amer. 21 (1994) 519 – 537

Schild, R., H. Fendel: Die dopplersonographische Differenzierung von benignen und malignen Mammatumoren. Geburtsh. u. Frauenheilk. 51 (1991) 696 – 672

Schild, R., B. Schroers, A. Funk, K. Buro: Dopplersonographische Untersuchungen von Mammatumoren in CW-Technik. Zbl. Gynäkol. 115 (1993) 483 – 487

Schlief, R.: Diagnostic potential of intravenous contrast enhancement in various areas of cardiovascular Doppler ultrasound: Efficacy results of a multination clinical trial with the galactose-based agent SHU 508 A. Echocardiography 1 (1993) 665 – 682

Schwartz, G. E, B. B. Goldberg, M. D. Rifkin, S. E. D'Orazio: Ultrasonography: an alternative to x-ray-guided needle bealization of non-palpable breast masses. Surgery 104 (1988) 870 – 873

Shapiro, S., P. H. Strax, L. Venet: Periodic breast cancer sereening in reducing mortality from breast cancer. J. Amer. med. Ass. 215 (1971) 1777 – 1785

Silverstein, M. J., D. N. Poller, J. R. Waisman, W. J. Colburn, A. Barth, E. D. Gierson, B. Lewinsky, P. Gamagami, D. J. Slamon: Prognostic classification of breast ductal carcinoma in-situ. Lancet 345 (1995) 1154 – 1157

Sohn, C., G. Bastert: Die dreidimensionale Ultraschalldiagnostik. Springer, Berlin 1994

Sohn, C., J.-U. Blohmer: Mammasonographie. Georg Thieme Verlag, Stuttgart 1996

Sohn, C., E. M. Grischke, R. Schild: Dopplersonographie in der Gynäkologie – Durchblutungsdiagnostik von Tumoren. In: Sohn, C., W. Stolz, G. Bastert: Dopplersonographie in der Gynäkologie und Geburtshilfe. Thieme, Stuttgart 1993

Sohn, C., E. M. Grischke, W. Stolz, G. Bastert: Untersuchungen zum Zusammenhang zwischen dem Grad der Durchblutung und dem biologischen Verhalten von Mammatumoren. Ultraschall Klin. Prax. 8 (1993) 11 – 14

Sohn, C., E. M. Grischke, D. Wallwiener, M. Kaufmann, D. von Fournier, G. Bastert: Die sonographische Durchblutungsdiagnostik gut- und bösartiger Brusttumoren. Geburtsh. u. Frauenheilk. 52 (1992) 397 – 403

Sohn, C., W. Holzgreve: Ultraschall in Gynäkologie und Geburtshilfe. Thieme Stuttgart New York 1995

Sohn, C., G. Meyberg: Erste Erfahrungen mit einer neuen Farbtechnik: Die Ultraschall-Angiographie. Zbl. Gynäkol. 117 (1995) 90 – 96

Sohn, C., W. Stolz, E. M. Grischke, D. Wallwiener, G. Bastert, D. von Fournier: Die dopplersonographische Untersuchung von Mammatumoren mit Hilfe der Farbdopplersonographie, der Duplexsonographie und des CW-Doppler. Zbl. Gynäkol. 114 (1992) 249 – 253

Sohn, C., W. Stolz, M. Kaufmann, G. Bastert: Die dreidimensionale Ultraschalldarstellung benigner und maligner Brusttumoren – erste klinische Erfahrungen. Geburtsh. u. Frauenheilk. 52 (1992) 520 – 525

Soo, M. S., M. E. Willigford, R. Walsh, R. C. Bentley, P. J. Kornguth: Papillary carcinoma of the breast: imaging findings. Amer. J. Roentgenol. 164 (1995) 321 – 326

Stack, J. R, Q. M. Redmond, M. B. Codd, P. A. Dervan, J. T. Ennis: Breast disease: Tissue characterization with Gd-DTPA enhancement protiles. Radiology 174 (1990) 491

Stewart, R. A., D. C. Howlett, F. J. Hearn: Pictorial review: the imaging features of male breast disease. Clin. Radiol. 52 (1997) 739 – 744

Stomper, P. C., S. P. Davis, M. R. Sonnenfeld, J. E. Meyer, R. A. Greenes, T. J. Eberlein: Efficacy of specimen radiography of clinically occult noncalcified breast lesions. Amer. J. Roentgenol. 151 (1988) 43 – 47

Teboul, M.: A new concept in breast investigation: echo-histological acinoductal analysis or analytic echography. Biomed. Pharmacother. 42 (1988) 289 – 296

Teboul, M., M. Halliwell: Atlas of Ultrasound and Ductal Echography of the Breast. Blackwell, Oxford 1995

Teubner, J., M. Bohrer, G. van Kaick, M. Georgi: Echomorphologie des Mammakarzinoms. Radiologe 33 (1993) 277–286

Teubner, J., A. Müller, G. van Kaick: Echomorphologie der Brustdrüse. Vergleichende sonographische, radiologische, anatomische und histologische Untersuchungen von Mammapräparaten. Radiologe 23 (1983) 97–107

Teubner, J., G. van Kaick, H. Junkermann: 5 MHz Realtime-Sonographie der Brustdrüse. Teil 1: Gerätetechnische Untersuchungen. Radiologe 25 (1985) 449–456

Teubner, J., G. van Kaick, H. Junkermann, L. Pickenhan, H. Wesch, W. Eggert-Kruse, A. Müller, C. Tschahargane, D. von Fournier, E. Kubli: 5 MHz Realtime-Sonographie der Brustdrüse. Teil 2: Untersuchungstechnik und diagnostische Wertigkeit. Radiologe 25 (1985) 457–467

Tulousan, A. H.: Pathology. In Burghardt, F.: Surgical Gynecologic Oncology. Thieme, Stuttgart 1993

Urrutia, E. J., M. C. Hawkins, B. G. Steinbach, M. A. Meacham, K. I. Bland, E. M. Copeland, I. E Hawkins: Retractable-barb needle for breast lesion localization: use in 60 cases. Radiology 169 (1988) 845–847

van Dongen, J. A., I. S. Fentiman, J. R. Harns: In-situ breast cancer: the EORTC consensus meeting. Lancet 1989, 25–27

von Baldt, M., A. Bankier, R. Mallek, S. Youssefzadeh, G. Freilinger, G. Wolf: Langzeitveränderungen nach Implantaten von Mammasilikonprothesen. Fortschr. Röntgenstr. 160 (1994) 441–447

von Fournier, D., H. W Anton, H. Junkermann, G. Bastert, G. van Kaick: Brustkrebsscreening. Radiologe 33 (1993) 227–235

Venta, L. A., C. M. Dudiak, C. G. Salomon, M. E. Flisak: Sonographic evaluation of the breast. Radiographics 14 (1994) 29–50

Vetto, J., J. Y. S. Jun, D. Padduch, H. Eppich, R. Shih: Stages at presentation, prognostic factors, and outcome of breast cancer in male. Am. J. Surg. 177 (1999) 379–83

Walsh, J. S., J. M. Dixon, U. Chetty, D. Patterson: Colour Doppler studies of axillary node metastases in breast carcinoma. Clin. Radiol. 49 (1994) 189–191

Weidner, N., J. P. Semple, W. R. Welch, F. Folkman: Tumor angiogenesis and metastasis – correlation in invasive breast carcinoma. New Engl. J. Med. 324 (1991) 1–8

Wells, P. N. T., M. Halliwell, R. Skidmore, A. J. Webb, J. P. Woodcock: Tumour detection by ultrasonic Doppler blood-flow signals. Ultrasonics 15 (1977) 231–232

White, D. N., P. R. Cledgett: Breast carcinoma detection by ultrasonic Doppler signals. Ultrasound Med. Biol. 4 (1978) 329–335

Wild, J. J., J. M. Reid: Further pilot echographic studies on the histologic structure of tumours of the living intact breast. Amer. J. Pathol. 28 (1952) 839–854

16 Sachverzeichnis

G

H

I

K

V

Z